Einführung
in die
Aurikulomedizin

Von Dr. med. Raphaël Nogier

Übersetzt aus dem Französischen
von Dr. med. Francis Baudet

Mit 78 Abbildungen

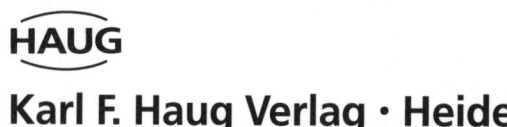

HAUG

Karl F. Haug Verlag · Heidelberg

Die Deutsche Bibliothek – CIP-Einheitsaufnahme

Nogier, Raphaël:
Einführung in die Aurikulomedizin / von Raphaël Nogier.
Übers. aus dem Franz. von Francis Baudet. - Heidelberg :
  Haug, 1994
  ISBN 3-7760-1404-0

Titel-Nr. 2404 • ISBN 3-7760-1404-0
Gesamtherstellung: Progressdruck GmbH, 67346 Speyer

Inhalt

Anmerkungen des Autors

Die Skizzen wurden unter Leitung des Direktors der Schule für Angewandte Kunst in Lyon, Michel Cierniewski, von Cécile Bergeron und Emmanuel Chevalier angefertigt.

Die ausgewählten Skizzen wurden deshalb übernommen, weil deren didaktischer Wert dem Leser das Lernen erleichtern soll.

Das Kapitel über die Aufzeichnungen des V.A.S. (S. 28–38) wurde von Dr. med. Michel Marignan verfaßt, dem Forschungsleiter der Groupe Lyonnais d'Etudes Médicales (GLEM).

Vorwort

Mein lieber Raphaël,

in aller Bescheidenheit hast Du mir die Freiheit gelassen, die Arbeit, die Du soeben über „Photoperzeption der Haut" oder „Praktische Einführung in die Aurikulomedizin" fertiggestellt hast, zu lesen und zu begutachten.

Nachdem ich das Werk doch noch gelesen hatte, fühle ich mich verpflichtet, zum Ausdruck zu bringen, woran mich dieser Text erinnert.

Der Titel ist originell. Auch wurde ich angenehm überrascht, daß Du einen neuen Namen eingeführt hast, um jenen der Aurikulomedizin zu ergänzen. Gut gefallen haben mir die erklärenden und auflockernden Bilder.

Es ist Dir gelungen, auch für einen alten Routinier wie mich ein faszinierendes Werk zu schaffen.

Ein Beispiel: Deinen Vergleich der Photoperzeption der Haut mit einem Radar finde ich einfach genial; er hat mich zum Nachdenken angeregt, und nun überlege ich sogar, neue Forschungen zu betreiben.

Ich bin fast am Ende meines Lebensweges angelangt, und ich freue mich, auf Deinen Schultern die Last ruhen zu lassen, einen vernünftigen und objektiven Weg einzuschlagen.

Mögen die Kollegen, die die ersten Keimlinge dieser Methode mitverfolgt haben, die manchmal durch ungeordnete Vorstellungen oder eigenartige Philosophien mit mehr oder minder esoterischer Verfärbung fehlgeleitet wurden, zu den gesunden Vorstellungen zurückkehren, die Du hier über die Aurikulomedizin entwickelt hast.

Glaube mir, wie sehr ich diese Abweichungen bedaure, denen ich nicht rechtzeitig Einhalt habe gebieten können. Zudem wurde ich, wie Du es auch richtig formuliert hattest, viel zu sehr durch die zahlreichen Aufgaben bedrängt, die mich seit 1966 beschäftigt haben.

Glücklicherweise bemerke ich, daß durch Dich dieser neuen medizinischen Richtung eine fruchtbare Zukunft gesichert ist.

Paul Nogier

Praktische Einführung in die Aurikulomedizin oder die kutane Photoperzeption

Ein einfaches Lehrbuch ... „schreiben Sie ein einfaches Lehrbuch", das ist der Wunsch der weltweiten Schüler, die an einem Kurs der Aurikulomedizin teilgenommen haben.

Bisher wurde die Aurikulomedizin vor allem durch Kurse und Vorträge in allen fünf Kontinenten verbreitet. Paul Nogier hat in einem Buch einige dieser Techniken (von der Aurikulotherapie bis zur Aurikulomedizin) detailliert beschrieben, bisher jedoch wurde noch kein praktisches Lehrbuch über dieses Thema verlegt.

Ein einfaches Buch ist noch lange kein vereinfachtes Lehrbuch. Dies bedeutet zunächst eine klare, präzise und kurzgehaltene Vorstellung. Literarisch gesehen ist die Aufgabe um so schwieriger und interessanter, denn aus einem einfachen Lehrbuch müssen überflüssige Nebengedanken verbannt werden, so daß nur das Wesentliche dargestellt wird. Mögen es mir jene nicht übelnehmen, die die Technik der Aurikulomedizin bereits beherrschen, wenn ich diesen oder jenen Aspekt einer Methode, die ihnen seit Jahren bekannt ist, nicht anspreche.

Ziel dieses Buches ist vor allem die Richtigstellung all jener Theorien, die bis heute über die Aurikulomedizin aufgestellt wurden, und daraus das Wesentliche zu unterstreichen: **die kutane Photoperzeption oder die Lichtempfindlichkeit der Haut.**

Dieses bis zum Jahre 1966 unbekannte Phänomen, nach und nach vorausgeahnt und nunmehr bestätigt, bringt eine Revolution über die Kenntnisse des Nervensystems.

Die Photoperzeption der Haut ist ein physiologisches Phänomen. Dabei spielt die Haut die Rolle eines Radars: Das bedeutet, daß sie imstande ist, elektromagnetische Informationen der Umwelt zu verstehen. Diese elektromagnetischen Informationen werden dann vom Nervensystem für seine eigene neurohormonelle Regulation verwendet.

Die kutane Photoperzeption ist keine Phantasievorstellung. Das ist eine

Technik, die durch den praktizierenden Arzt in seiner Alltagsarbeit angewandt werden kann, ob Allgemeinarzt oder Facharzt. Voraussetzung ist natürlich, daß der Praktizierende jene Techniken vollkommen beherrscht, die ich nun im folgenden beschreiben werde.

Die Aurikulomedizin ist eine medizinische Technik, nicht eine Form von Medizin. Der Name „Aurikulomedizin", den wir einem Schüler von Nogier zuschreiben können, wurde meiner Meinung nach schlecht ausgewählt.

Schon wieder ein Wort, das zu Verwechslungen führen könnte, würde ich behaupten. Auch dies ist eines der Ziele meines Buches: kürzen, schneiden, bereinigen, in den richtigen Rahmen setzen, Worte streichen, die ohne Überlegung verwendet worden sind und deren Sinn vollkommen mißbraucht wurde.

Wir sollten darauf achten, unsere Gedanken zu wahren, indem wir zu jenen Worten stehen, die wir auch verwenden, indem wir ihnen deren wahre Bedeutung verleihen. Je genauer das Wort ausgewählt wird, um so ehrlicher ist der Gedanke, der dahintersteht. Unser Geist arbeitet nur mit Worten. Daher ist es die Aufgabe eines jeden Wissenschaftlers, eines jeden Schriftstellers, eines jeden Arztes, einen Wortschatz zu wahren, ja sogar ihn zu bereichern, in dem die wissenschaftliche Bildung vorangetrieben wird.

Noch ein Wort als Einleitung ...

Die Aurikulomedizin, das ist Paul Nogier, ein Mann, dessen Wissensdurst unstillbar war. Ein Mann des Glaubens. Erbe einer wissenschaftlichen Kulturform durch seinen Vater und einer literarischen Kulturform durch seine Mutter, er stand an jener Wegkreuzung, wo man der Medizin begegnen kann.

Er hat es immer eilig gehabt, und so ist es heute noch. Er wollte immer schon verstehen, wissen, lindern, heilen. Seine originelle und neuartige Vorgehensweise ist zweifelsohne jene eines Bahnbrechers. Er hat es immer eilig gehabt, ans Ziel zu kommen, manchmal ohne sich die Mühe zu nehmen, alles niederzuschreiben, ein bißchen wie Jean Bretonneau, dem er sehr ähnlich sieht.

Dieses Buch soll auch die Huldigung eines Sohnes an seinen Vater sein. Eine respektvolle, bewundernde und durch Freundschaft geprägte Huldigung. Und vielleicht auch mit einem kleinen humorvollen Augenzwinkern, wenn wir uns erinnern wollen an alle Diskussionen, die wir über die Sprache, die Worte und die Wissenschaft gehabt haben.

12

1. Die kutane Photoperzeption und die Gefäßreaktionen

1.1 Geschichtliches über die Photoperzeption der Haut

Die Haut ist ein Radar
1937:

Der Enkel des französischen Wissenschaftlers Claude Bernard, Dr. *J. Tinel*, stellt die Hypothese auf, daß die Haut andere Informationen zu empfangen imstande ist als jene, die bisher bekannt waren.

Die Haut weise ein sehr weitläufiges Netz für Informationen zweierlei Herkunft auf:

- das eine Netz sei für die Aufnahme verschiedener Informationen im Rahmen des Bewußten,
- das andere für eindeutige Empfindungen im Bereich des Unbewußten zuständig.

1943:

Professor *Leriche*, namhafter französischer Chirurg, beschreibt in einer seiner Veröffentlichungen („Chirurgie der Arterien"), eine seiner Beobachtungen:

„Ich hatte eine Femoralisarterie gesehen, die oberhalb eines AV-Shuntaneurysma dilatiert war und kräftig schlug, jedoch als man die Haut des Oberschenkels deutlich berührte, meldete der Patient einen Schmerz an dieser Stelle. Einen Monat nach der Abtragung dieser arteriovenösen Fistel war zwar die Arterie nach zentral immer noch dilatiert, fing jedoch an, einen eigenartigen Puls nach Corrigan, wie bei einer Aortinsuffizienz aufzuweisen, sobald eine Berührung des Oberschenkels erfolgte. Es handelte sich hier offensichtlich um eine ausgesprochene Exzitation durch die Pathologie der reflektorischen Reaktionen, welche normalerweise unauffällig verlaufen und uns daher so schlecht bekannt sind. ...Dies hat an sich wenig Bedeutung, beweist jedoch, wie sehr die verschiedenen Elemente des Kreislaufapparates solidarisch sind."

13

1966:

Dr. *Paul Nogier* (dem man schon die Entdeckung der Aurikulotherapie 1951 zuzuschreiben hat) bringt den Nachweis eines neuartigen Reflexes: den R.A.C. (**réflexe auriculocardiaque**). Er stellte fest, daß eine elektrische oder mechanische Stimulation, ja sogar eine Lichtstimulation auf die äußere Hülle des Ohres eine Gefäßantwort zur Folge hat, die man mit der Fingerbeere an den Arterien perzipieren kann.

Kurze Zeit später stellte Paul Nogier fest, daß dieses Phänomen sehr allgemein war und daß „der Organismus auf äußere Stimulationen durch eine unbewußte Gefäßantwort reagiert".

Dem Phänomen gibt er den Namen **V.A.S.** (Vascular Autonomic Signal).

1982:

*Raphaël Nogie*r führt zusammen mit den Ärzten *Sanitini* und *Menezzo* eine Reihe von Tierversuchen durch, wobei sie folgendes feststellen konnten:

1. Ein pulsierendes Licht auf das Fell eines Kaninchens bewirkt eine deutliche Steigerung der im Blut kreisenden Katecholamine bei diesem Kaninchen, wobei ein kontinuierliches Licht eine Verminderung dieser Katecholamine zur Folge hat.
2. Ein pulsierendes Weißlicht – auf das Fell eines Kaninchens projiziert – steigert wesentlich den Zuckergehalt im Serum dieses Kaninchens.
3. Ein Weißlicht, das ausschließlich auf den Rückenanteil eines Kaninchens projiziert wird, steigert wesentlich den Gehalt an Acetylcholinesterase dieses Kaninchens im Vergleich zu jenen Tieren, die durch unterbrochene Lichtbestrahlungen behandelt worden waren.

1986:

Raphaël Nogier bezeichnet diese Phänomen als **„Kutane Photoperzeption"** und stellt die Hypothese auf, daß die Ausschüttung der chemischen Neuromediatoren eines Nervensystems teilweise von der kutanen Photoperzeption abhängig ist.

„Die Haut ist ein Radar, dessen sich das Nervensystem bedient, um die Ausschüttung seiner Neuromediatoren zu regulieren. Jede Wellenlänge des emittierten Lichtes würde durch eine Reihenfolge von Mechanismen die Erzeugung von spezifischen Neuromediatoren induzieren. Diese Produktion wird von einer Nebenerscheinung begleitet, die sich in der Kontraktion der distalen Arterien ausdrückt, welche muskelfaserreich sind. Diese Kontrakti-

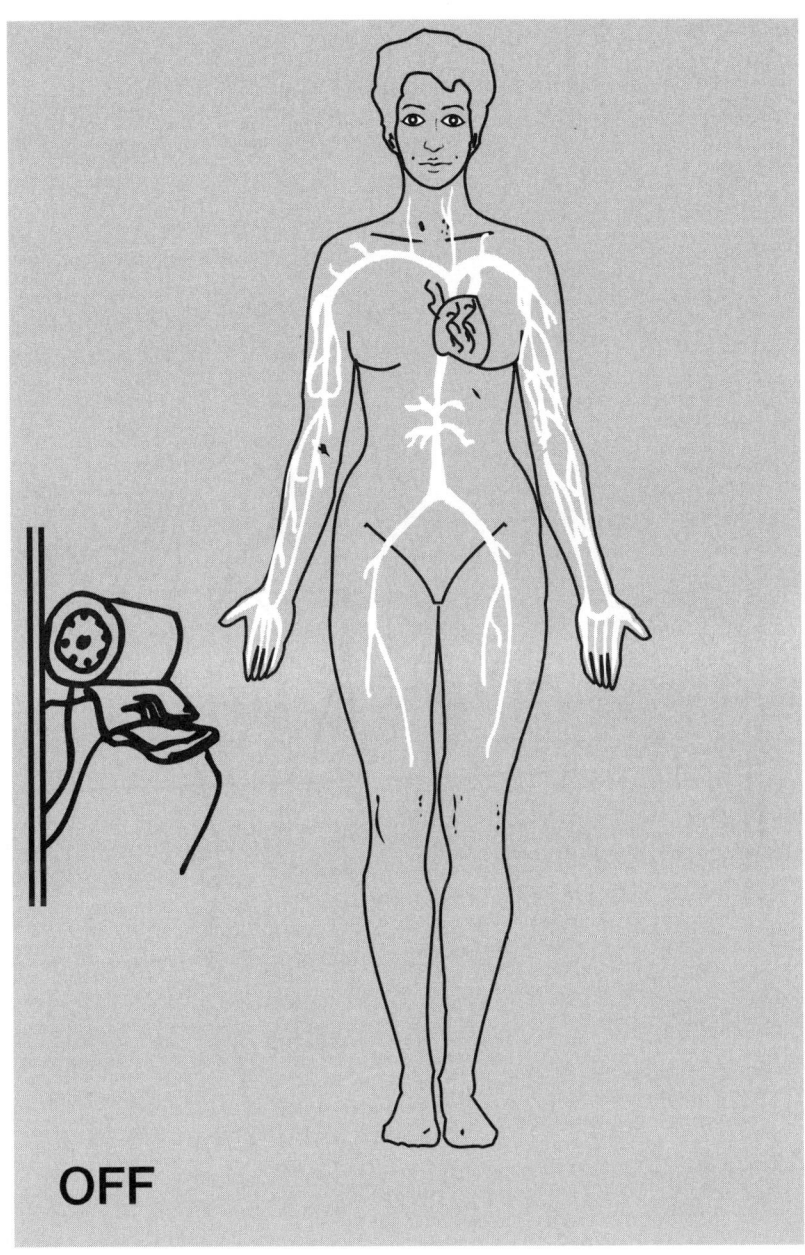

OFF

Abb. 1

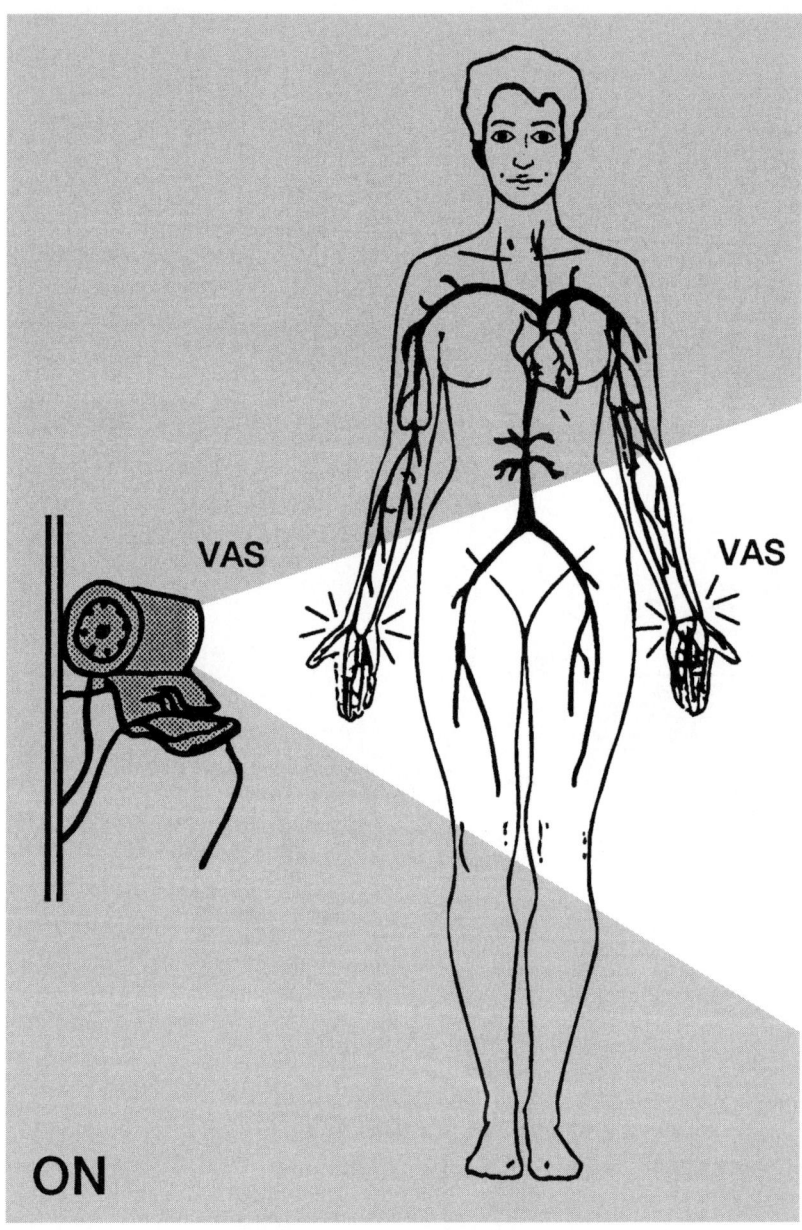

Abb. 2: Der Organismus beantwortet externe Reize oder Stimuli mit einer unbewußten Gefäß-reaktion.

16

Lichtquelle   Blutentnahme

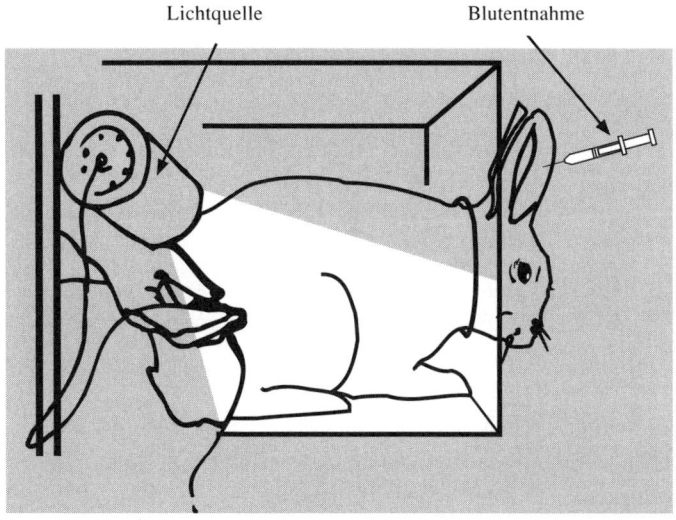

Abb. 3: Verglichen mit einer Dauerbeleuchtung mit weißem Licht, verursacht eine unterbrochene Weißlichtbestrahlung des Kaninchenfelles eine signifikante Erhöhung des umlaufenden Kate-
cholamin- bzw. Blutzuckerspiegels.

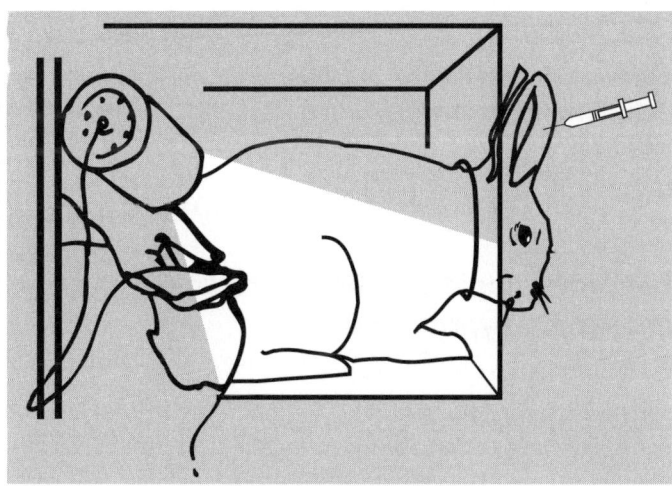

Abb. 4: Verglichen mit einer unterbrochenen Weißlichtbeleuchtung, bewirkt die Dauerbeleuchtung des Kaninchenfelles eine signifikante Erhöhung der Azetylcholinesterase im Blut.

on der Arterien ist an der Hand zu fühlen. Paul Nogier hat dieses Phäno-
men V.A.S. genannt. "

1970 – 1990:
Paul Nogier und sein Team versuchen, graphisch das von Hand wahr-
nehmbare Phänomen des V.A.S. aufzuzeichnen.

1991
Dr. *Michel Marignan*, Schüler von *Paul Nogier*, gelingt es, die ersten
graphischen V.A.S.-Aufzeichnungen herzustellen (siehe entsprechendes Kapitel).

Parallel zu den von *Nogier* durchgeführten Arbeiten gibt es einige wissenschaftliche Gruppierungen, die die Auswirkung von Lichtfrequenzen auf
Zellgewebsverbände untersuchen.

1981:
Dr. *Christian Chavrier* gelingt der Nachweis, daß eine Fibroblastenkul-
tur, die durch kohärente Lichtstrahlpulsationen mit einer Frequenz von 190
Hz stimuliert wird, 56% mehr Kollagen erzeugt als nicht bestrahlte Fibro-
blasten.

1987:
Dr. *Chantal Vulliez* gelingt der Nachweis der Aufhebung einer Gingivitis
durch Bestrahlung mit kohärenten Lichtstrahlen (elektronenmikroskopischer
Nachweis).

1.2 Phänomenologie der Photoperzeption
und Arbeitshypothesen

Allein die Tatsache, daß man die Ausschüttung der Blutkatecholamine
sowie der Acetylcholinesterase beim Kaninchen durch Bestrahlung der Haut
mit pulsierenden- oder Dauerlichtquellen verändern kann, läßt den Schluß
zu, daß die Haut in der Ausschüttung der chemischen Neuromediatoren eine
Rolle spielt.

18

Rückblick auf die Neurosekretion: Die Synapse

Das menschliche Nervensystem weist in etwa 14 Milliarden Nervenzellen auf, die man **Neuronen** nennt. Diese Nervenzellen kommunizieren untereinander durch einen sehr komplizierten Mechanismus: die Neurotransmission.

Die Nervenzellen haben untereinander keine direkte Berührung und weisen einen Zwischenraum auf.

Die Verbindung zwischen den Zellen wird **Synapse** genannt.

Die Übertragung der Nervenimpulse besteht aus mehreren Schritten (siehe Abb. 5). Der Neurotransmitter muß zunächst synthetisiert werden (1), dann freigesetzt. Er haftet dann an einem speziellen Rezeptor (Empfangsteil) (2); nachdem er seine Aufgabe erfüllt hat, wird er abgebaut.

Die Neurotransmitter oder Neuromediatoren

Vor 30 Jahren waren lediglich sieben bis acht Neurotransmitter bekannt. Heute kennen wir mindestens 25. Die bekanntesten darunter sind Noradrenalin, Adrenalin, Dopamin, Azetylcholin usw.

Es gibt zweierlei Neuromediatoren

• die periphären Neuromediatoren (Azetylcholin, Noradrenalin),

• die Zentralneuromediatoren, die in drei Hauptgruppen unterteilt werden können:

– die Aminosäuren wie: Aspartatsäure, Glutaminsäure, Taurin usw.,

– die Monamine: Azetylcholin, Serotonin, Histamin, Adrenalin, Noradrenalin, Dopamin,

– die Polypeptide: Endorphine, Enkephaline usw.

Die Rolle der chemischen Neuromediatoren

In allen nervenbezogenen Funktionen des Organismus spielen die Neuromediatoren eine Überleitungsrolle für die Nervenimpulse. Manche dieser Mediatoren haben eine genau definierte Aufgabe und spielen mit bei gewissen psychologischen Vorgängen, wie zum Beispiel beim Schlaf, beim Wachzustand, beim Schmerz u.a.

Bis zum heutigen Tage konzentrierte sich die Forschung auf die Suche nach neuen Mediatoren und deren Aufgaben. Diese neuen Erkenntnisse, die ausschlaggebend sind für das Verständnis der neurologischen Mechanismen, haben die Auslösungsmodalitäten der chemischen Neurosekretion nicht berücksichtigt.

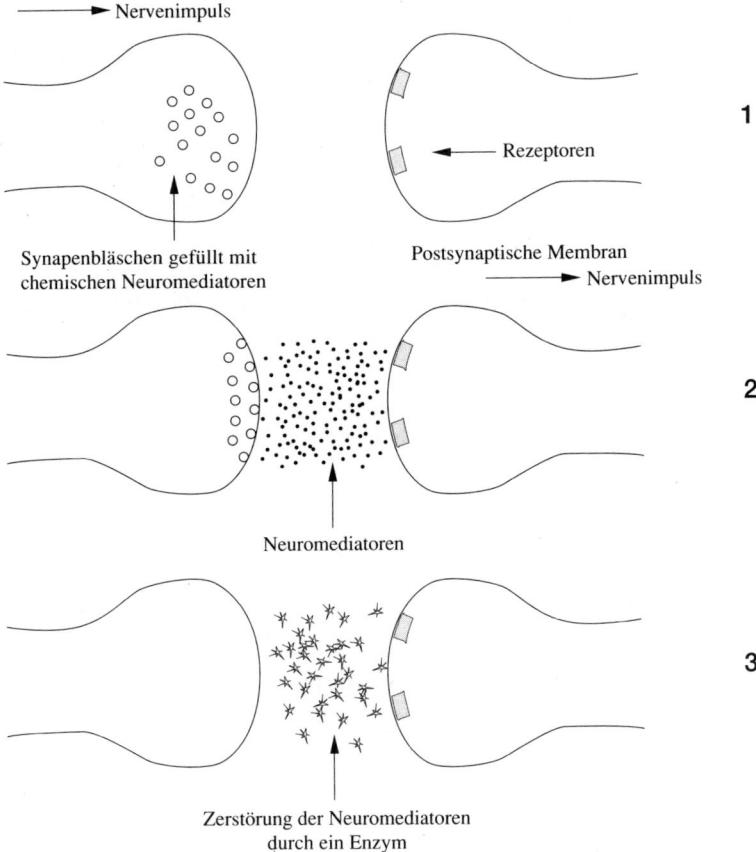

Nervenimpuls

Rezeptoren

1

Synapenbläschen gefüllt mit
chemischen Neuromediatoren

Postsynaptische Membran

Nervenimpuls

2

Neuromediatoren

3

Zerstörung der Neuromediatoren
durch ein Enzym

Abb. 5

20

Die Photoperzeption und die chemische Neurotransmission

Die Tatsache, daß ein Lichtreiz auf die Haut imstande ist, den Serumspiegel bestimmter Neuromediatoren zu verändern, und vor allem, daß die Art des Reizes auf diesen Spiegel sich auswirkt, läßt eindeutig den Schluß zu, daß die Haut in der Regulation der chemischen Neurotransmitter eine wichtige Rolle spielt.

Die wahrscheinlichste Annahme ist, daß die Haut in der Lage ist, elektromagnetische Wellen zu empfangen, so daß gewisse Hautreizungen einer spezifischen Freisetzung oder Synthese bestimmter Neurotransmitter entsprechen.

Eben auf diese Hypothese wird die Aurikulomedizin aufgebaut.

Die Aurikulomedizin ist eine medizinische Technik, die sich der Qualität der Photoperzeption der Haut widmen wird.

Der Arzt wird seinen Patienten in einer dynamischen Art und Weise untersuchen. Sein Kontrollmittel ist der Radialispuls des Patienten. Durch eine später im Text beschriebene Methode wird der Arzt auf die Haut seines Patienten verschiedenartige elektromagnetische Wellen projizieren und dabei beobachten, ob sich der Radialispuls seines Patienten entsprechend verändert. Ist dies der Fall (V.A.S.-Phänomen), wird der Arzt die Qualität der Photoperzeption seines Patienten beurteilen können und daraus Schlüsse ziehen, ob letzterer Störungen aufzuweisen hat, die mit den chemischen Neuromediatoren in Zusammenhang stehen.

Abgekürzt kann man sagen, daß die Aurikulomedizin ein klinisches Verfahren ist, das die Reaktion, oder besser die Antwort der Haut eines Organismus gegenüber einer Stimulation durch elektromagnetische Wellen zu untersuchen erlaubt.

2. Wie soll man klinisch das V.A.S. suchen?

Wer auch immer das V.A.S. manuell empfinden will, sollte wissen, daß dieses physiologische Phänomen sehr feinfühliger Natur ist, also schwer zu erfassen ist.

Das V.A.S.-Gefühl verlangt viel Übung. Nicht selten geben Praktiker die Suche nach dieser Technik des Pulsfühlens auf.

2.1 Stellung des Patienten und des Arztes

Der Patient liegt auf einer Untersuchungsliege in einem wenig beleuchteten Raum. Der Untersucher sitzt hinter dem Patienten und fühlt den Radialispuls mit seiner linken Hand.

Der Arzt legt den Daumen auf die Art. radialis in der Mulde des Griffelfortsatzes an. Im Gegensatz zu dem, was immer behauptet wird, stört es in keiner Weise, den Radialispuls mit dem Daumen abzutasten. Die Stellung der Untersucherhand ist sehr wichtig. Mit seinen letzten drei Fingern hält der Untersucher die Patientenhand derart, daß während der Suche nach dem V.A.S. keine Bewegung der Patientenhand erfolgen kann. Dabei ist der Daumen halb gebeugt, wie auf der Skizze ersichtlich.

Der auf die Art. radialis ausgeübte Druck sollte sehr schwach sein.

Was den Patienten betrifft, so sollte er entspannt liegen und ausgeruht sein. Er hält seine linke Faust geschlossen und in maximaler Dorsalflexion. Diese überaus wichtige Haltung ist die optimale Voraussetzung zum besseren Erfühlen des V.A.S.

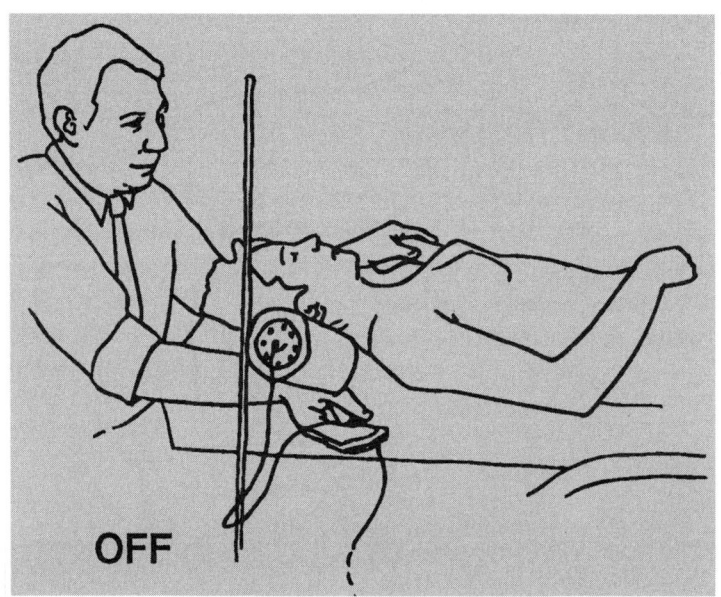

Abb. 6: Mit seiner linken Hand erfühlt der Arzt den Radialispuls des Patienten.

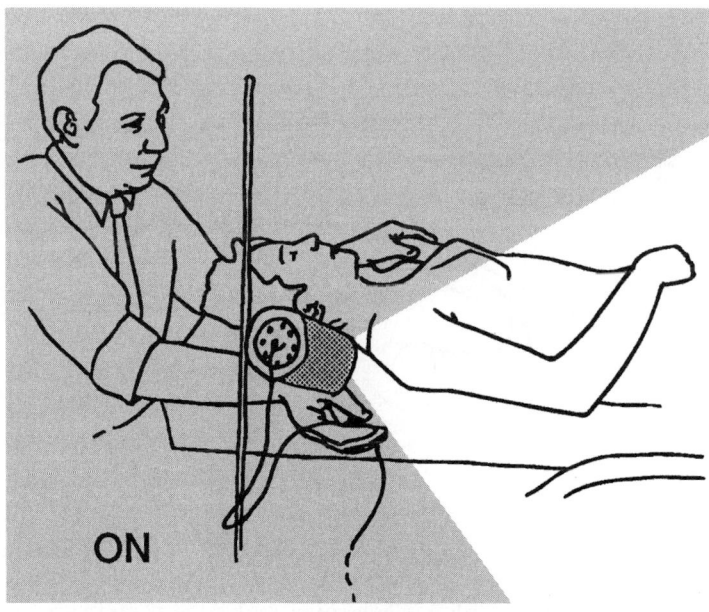

Abb. 7: Bei Lichtbeflutung der Haut verspürt der Arzt eine arterielle Reaktion, auch V.A.S.

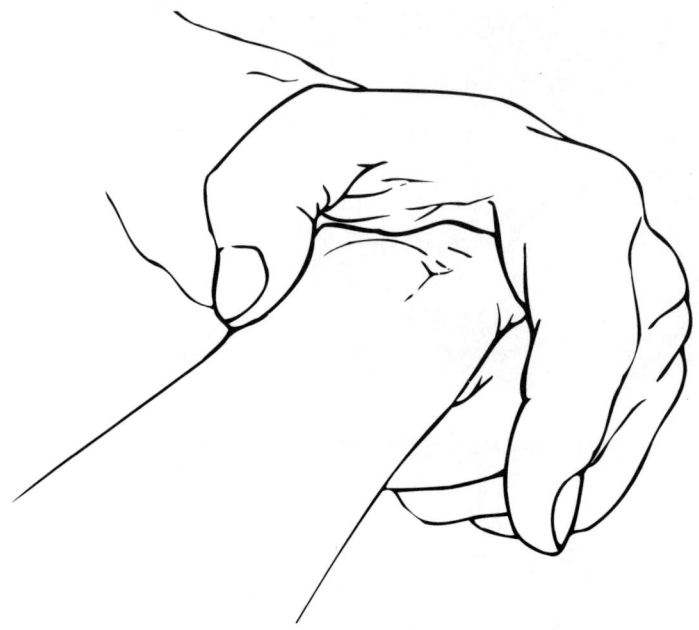

Abb. 8: Die 3., 4. und 5. Finger des Untersuchers halten die Hand des Patienten fest.

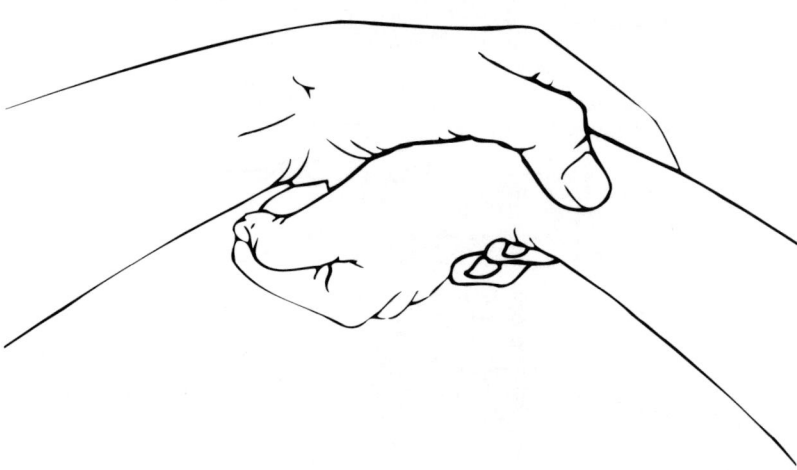

Abb. 9: Der Daumen des Untersuchers ist halbgebeugt, das Handgelenk des Patienten dorsal-flektiert.

24

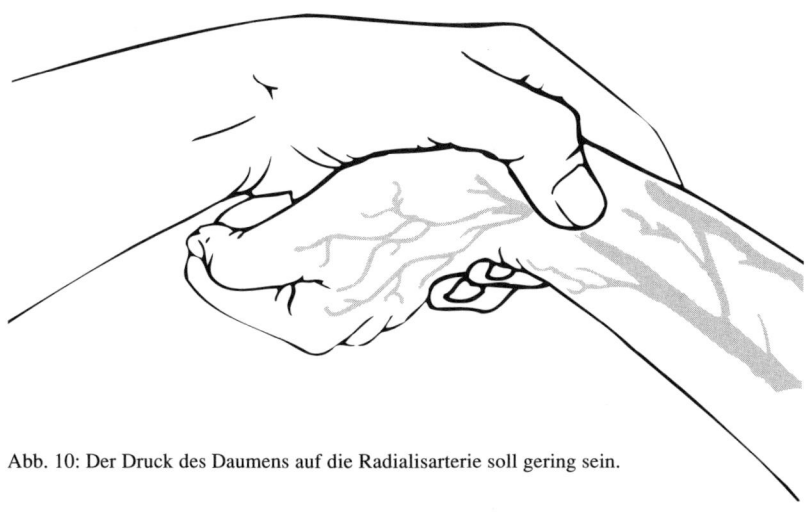

Abb. 10: Der Druck des Daumens auf die Radialisarterie soll gering sein.

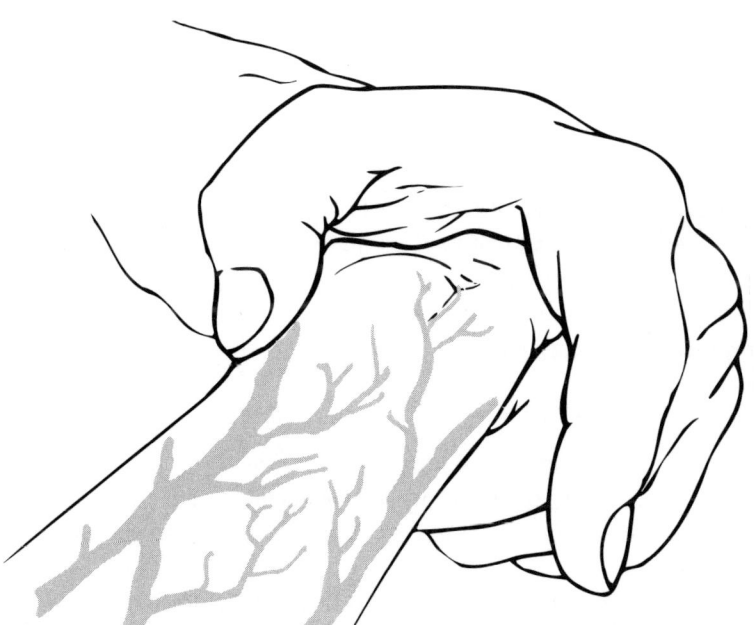

Abb. 11: Der Daumen des Untersuchers sollte leicht seitlich, also lateral an der Arterienwand sitzen.

2.2 Wie man diese arterielle Reaktion auslöst

Hierbei können mehrere Techniken angewendet werden. Ich verwende eine 75-Watt-Lampe, die neben der Untersuchungsliege steht. Es geht darum, den Patienten mit einem sehr kurzen Lichtimpuls zu beleuchten. Die arterielle Reaktion erfolgt praktisch unmittelbar. Es gibt einen „Trick", die bestmögliche Reaktion zu bekommen. Die Haut des Patienten wird sofort nach einer Pulswelle angeleuchtet. Unter diesen Umständen wird das Phänomen des V.A.S. um so besser fühlbar.

2.3 Was der Arzt spürt

Der Puls wird stärker. Physiologischerweise wird sich der Puls unmittelbar nach dem Lichtblitz derart verändern, daß der Beobachter das Gefühl bekommt, die Pulswelle sei stärker geworden. Der Herzrhythmus wird nicht schneller. Die Amplitude des arteriellen Schlages scheint größer zu werden. Dieser Eindruck ist unrichtig, wie Aufzeichnungen gezeigt haben.

Die arterielle Reaktion der Haut nach Bestrahlung mit Licht ist im allgemeinen sehr flüchtig und hält zwei bis drei Pulsschläge an, manchmal mehr – bis zu zehn Schlägen.

Vom physiologischen Standpunkt gesehen ist diese Erscheinung unerschöpflich. Bei jedem Lichtimpuls wird der Arzt diese Reaktion der Arterie wahrnehmen können.

Fehler, die man vermeiden sollte:
1. Der Untersuchungsraum ist zu hell beleuchtet; daher wird durch die schwächere Reaktion das arterielle Phänomen nur noch schwer wahrgenommen.
2. Das Handgelenk des Untersuchten ist nicht vollkommen in Dorsalflexion, der Arzt nimmt das Phänomen unvollständig wahr.
3. Der Patient steht unter ß-Blocker; das Phänomen ist nicht auslösbar.
4. Der Arzt drückt zu stark auf die Radialisarterie.

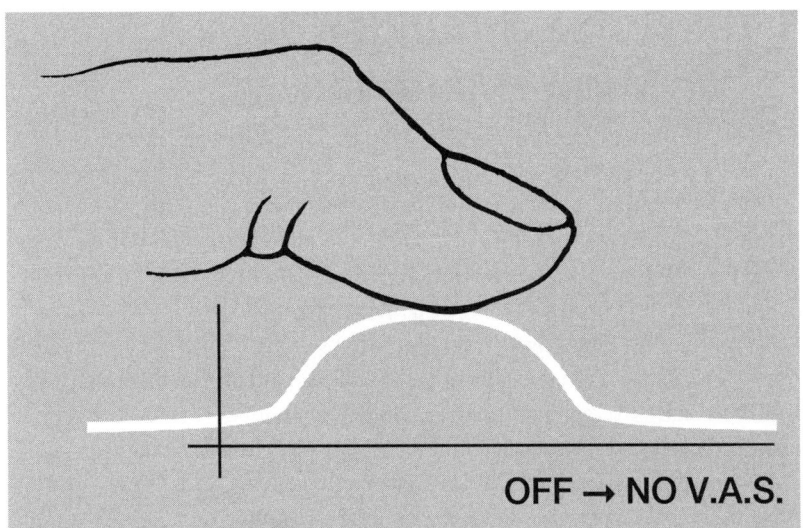

Abb. 12: Simulation der Pulsfühlung ohne V.A.S.

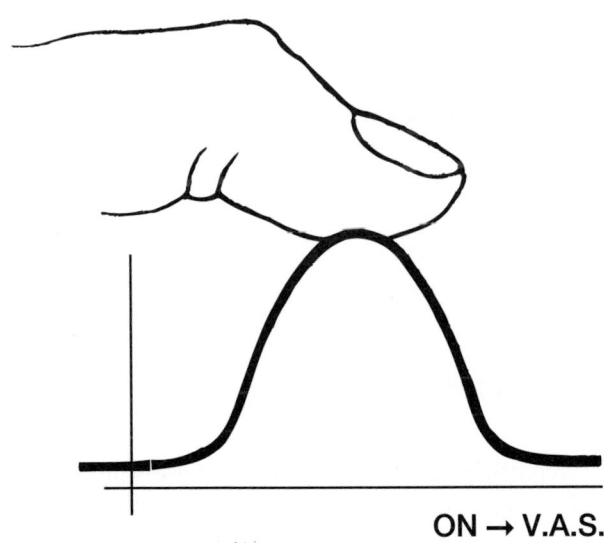

Abb. 13: Simulation der Pulsfühlung mit V.A.S.

27

3. Die Aufzeichnungen des V.A.S. von Michel Marignan

Die mechanische Aufzeichnung des Gefäßsignals, wie es manuell an der Handgelenksarterie ertastet werden kann und allgemein unter der Bezeichnung V.A.S. (Vascular Autonomic Signal) bekannt ist, hat sehr viel Tinte fließen lassen und noch mehr Polemik hervorgerufen.

Tatsächlich ist ein derartiger Versuch eines experimentellen Nachweises eine heikle Sache, zumal es sich um die experimentelle Nachahmung einer feinfühligen klinischen Empfindung handelt, also um einen Versuch, ein an sich einfach erscheinendes Phänomen – in Wirklichkeit aber sehr kompliziert, da auf der erlernbaren neurosensoriellen Ebene aufgebaut – auf ein einziges, charakteristisches Parameter zu reduzieren.

Im nachfolgenden wiederholen wir einige grundlegende Begriffe, anschließend legen wir den aktuellen Stand der Kenntnisse über dieses Signal dar.

Die nun im folgenden dargestellte Vorgehensweise wurde in Zusammenhang mit einer Gruppe von spezialisierten Ingenieuren aus dem Gebiet der Vibrationsmessung und -erfassung innerhalb einer privaten Forschungs- und Entwicklungsgesellschaft erstellt, welche sich ausschließlich mit diesen Arten von Messungen beschäftigt (Fa. METRAVIB in Ecully, Frankreich).

Bemerkenswert ist die Tatsache, daß bis zum heutigen Tage dieses Phänomen noch niemals instrumentell nachgewiesen werden konnte, trotz der zahlreichen und sehr vorangetriebenen Arbeiten, deren Aussagen allerdings durch die Möglichkeiten der Geräte zur Erfassung und Aufzeichnung und deren Anpassung für diese Forschungsarbeiten recht begrenzt waren.

3.1 Material und Methoden

Rein geschichtlich betrachtet gab es bereits in den sechziger Jahren Versuche, die Pulswelle an der Radialisarterie im wesentlichen mittels Druckabtaster aufzuzeichnen. In jüngster Zeit wurden mechanische oder auch optische Apparaturen entwickelt (ZWIRN).

In dem einen wie auch in dem anderen Fall erfordert die Messung die absolute Ruhigstellung des Armes.

Also haben wir unsere eigene Vorrichtung zur Aufzeichnung ausgearbeitet. Bestückt wurde diese mit einem technologisch hochentwickeltem Druckabtaster (piezoelektrisches Polymer = PVF2), der als Ausgangsstück für ein experimentelles Gerät zur Aufzeichnung der Pulswelle diente (Abb. 14, S. 29).

Diese Vorrichtung ermöglichte eine 1 mm² große Abtastung mit einer sehr großen Empfindlichkeit und einem guten Verhältnis Signal/Geräusch. Gleichzeitig lieferte es ein sehr verläßliches und sehr reines Drucksignal, wodurch wir unsere bisherige Auffassung der transmuralen Druckkurven der Radialisarterie und deren Referenzebene revidieren mußten. Wir werden später noch ein anderes Phänomen beschreiben, das übrigens schon viel früher von Paul Nogier klinisch beschrieben wurde, jedoch nie zu einer zufriedenstellenden Erklärung geführt hatte und anläßlich dieser Arbeiten rein zufällig entdeckt werden konnte. Übrigens war diese Entdeckung den Biomechanikern bis zum heutigen Tage völlig unbekannt.

Das Gerät ist derart beschaffen, daß es ein Signal freigibt, das dem dynamischen Druck in der Arterie proportional ist. Der Abtaster ist nichtinvasiv auf der Radialisarterie und ca. 2 mm von der Fossa styloidea weg derart

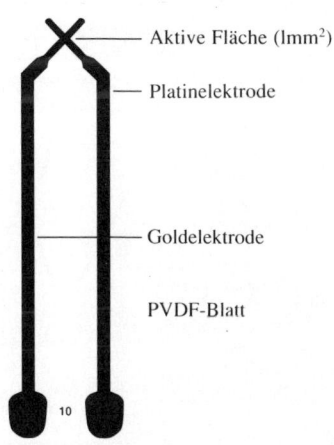

Aktive Fläche (1mm²)

Platinelektrode

Goldelektrode

PVDF-Blatt

Abb. 14: Experimenteller Pulsabtaster.

angelegt, daß die Bedingungen des Daumens des untersuchenden Arztes wiedergegeben sind (Druckkonstante, Kalibrierung und Orientierung).

Um ausgewertet zu werden, durchläuft dieses Signal einen Verstärker und endet in einem numerischen in real-time arbeitenden Umsetzer (Abb. 15, S. 30).

Es sollte noch erwähnt werden, daß wir für unsere Untersuchungen und Experimente ein technologisch sehr hochentwickeltes (und sehr sperriges) Material verwendet haben, das imstande war, die Signale des Abtasters unter den bestmöglichen Bedingungen (Genauigkeit, Stabilität, Verläßlichkeit) wiederzugeben.

Aus kostentechnischen Gründen wurde diese Vorrichtung lediglich in zwei Exemplaren gebaut, wobei das erste Modell durch den Hautkontakt des Patienten beschädigt wurde. Die Wiedergabe solcher experimenteller Bedingungen ist daher empfindlich und kostenintensiv und bräuchte in Zukunft einige Verbesserungen, sowohl in den Signalbearbeitungsmethoden als auch in der Schaffung der optimalen Bedingungen zur Aufnahme des V.A.S.

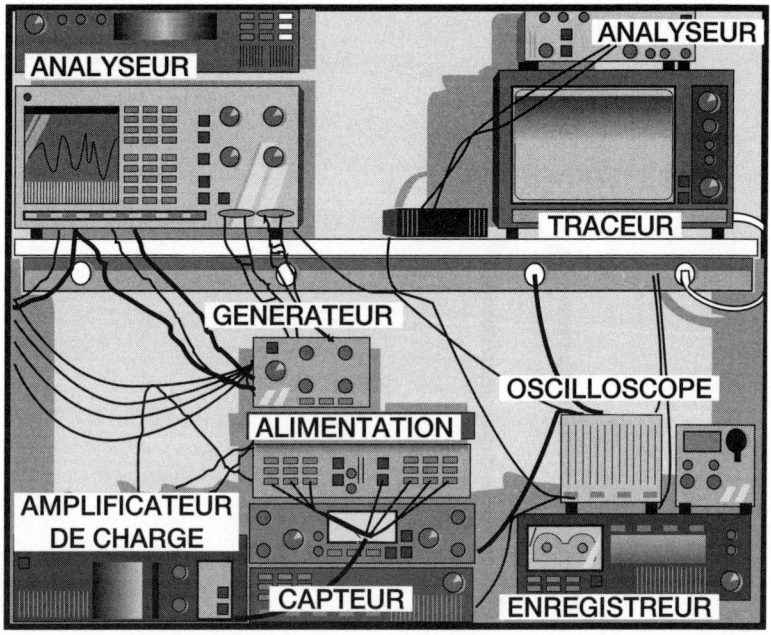

Abb. 15: Erfassungs- und Auswertungsapparatur für die vom Pulsabtaster aufgenommenen V.A.S.

3.2 Ergebnisse

Unsere Studie umfaßte zwei aufeinanderfolgende Phasen:

Die erste Phase bestand darin, verläßliche und absolut reine Druckaufzeichnungen zu erhalten, die verschiedenen Komponenten dieser Pulswelle zu identifizieren und diese im Verhälnis zum Herzzyklus zu situieren, schließlich die Wiederholbarkeit der erhaltenen Kurven zu überprüfen (Abb. 16, S. 31).

Dieser erste Zugang, wie aus der vorhergehenden Kurve ersichtlich, zeigt einen leichten Unterschied gegenüber den bisher bekannten Druckkurven in dem Sinne, daß sich der Null-Druckpunkt nicht an der tiefsten Stelle der Kurve befindet. Dieser Umstand wurde sehr viel besprochen, besonders am Institut für Mechanik der Flüssigkörper in Marseille, wo es eher eine reine Druckkurve zu sein scheint, als jene der arteriellen Fließgeschwindigkeit.

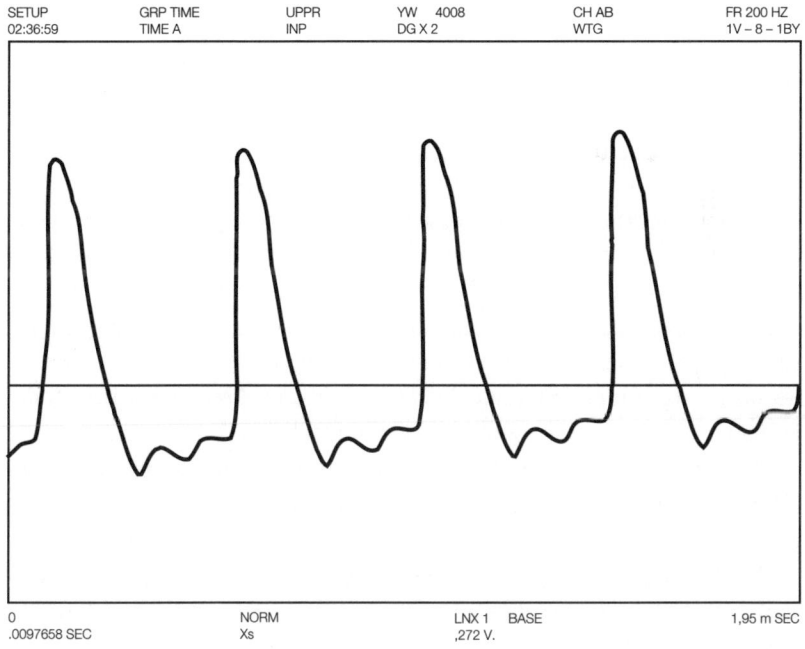

Abb. 16

31

Der üblicherweise begangene Fehler ist demnach eine Konsequenz der Beschränkung der bisher verwendeten Verfahren, der wir unterlagen, und insbesondere des Dopplereffektes – daher betrachten wir unsere Kurve als präziser.

Es wurde eine große Zahl an Meßvorgängen vorgenommen, bei denen sowohl Patienten, als auch Meßdruck, Orientierung und Empfindlichkeit des Abtasters ausgetauscht bzw. verändert wurden, um mit größtmöglicher Genauigkeit die Gesamtheit der Einflüsse auf die die Kurve bestimmenden Parameter zu analysieren.

So gelang es uns, ein Phänomen auf der Ebene der Arteria radialis nachzuweisen, das uns völlig unbekannt war, nämlich die Umkehrung der Druckkurven je nach Abtastungsfläche, d.h. je nachdem, ob es sich um die radiale oder um die ulnare Seite der Arterie handelte.

Uns schien, daß die Erfassung eines derartigen Phänomens imstande war, nachzuweisen, daß der an der Art. radialis gemessene Druck nicht der Ausdruck des Aufblähens der Arterie ist, wenn diese dem Herzausstoß unterliegt, sondern daß es sich vielmehr um ein „Flashing-Phänomen" handelt, ähnlich wie es in dem Bereich der Balkenschwingungen beschrieben wird. Diese Hypothese haben wir gestützt, indem wir ein mathematisches Modell erstellten, um abzuschätzen, welchen Durchmesser und welche Längenfreiheit ein Rohr haben müßte, damit eine solche Fließbewegung zustande kommt, vorausgesetzt, daß die Blutfließgeschwindigkeit, die Fortleitungsgeschwindigkeit der arteriellen Welle, die Blutviskosität sowie die durchschnittliche Starrheit der Arterienwand bekannt sind. Die gerechneten Werte entsprechen absolut der anatomischen Größenordnung der Radialisarterie (optimaler Durchmesser um 1,5 mm und Längenfreiheit um die 2 cm).

Dies führt zu dem Schluß, daß dieses Phänomen eine Besonderheit der Radialisarterie in diesem besonderen Abschnitt vor dem Griffelfortsatz ist, der als einzige für den Praktiker leicht erreichbaren Abtastzone, bei der die Radialis ihre Anschwellungsart frei bestimmen kann.

Die zweite Phase unserer Untersuchung, hier auch die interessantere, bestand darin, daß wir die Kurven mit und ohne Stimulation der Haut aufgezeichnet und analysiert haben.

Die Untersuchungen wurden bei 6 Testpersonen verschiedenen Geschlechts und Alters durchgeführt. Die immer gleichbleibenden Abwicklungsbedingungen waren wie im folgenden beschrieben:

Die Testperson liegt auf dem Rücken, entspannt und regungslos. Der

Abtaster wird am rechten Handgelenk befestigt; die verschiedenen Signale werden auf ein 4-Spuren-Magnetaufzeichnungsgerät mit Frequenzmodulation aufgezeichnet. Zwei dieser Spuren werden dazu bestimmt, unhörbare Signale als Kontrollimpulsserien gleichzeitig aufzuzeichnen:

- Diese Zeichen kommen einerseits von einem Mitarbeiter, der damit beschäftigt ist, Hautstimuli am Patienten nach beliebiger Dauer, Frequenz und Art zu erzeugen.

- Andererseits von einem zweiten Mitarbeiter, der weder den Patienten noch den ersten Mitarbeiter sehen kann, welcher aber bereits eine gutfundierte Erfahrung in der klinischen Abtastung des gesuchten Phänomens besitzt. Er hält das andere, freie Handgelenk des Patienten und gibt das Auftreten und das Verschwinden der gesuchten Pulsart jeweils dadurch bekannt, daß er ein für andere Personen nicht wahrnehmbares Signal über die hierfür gebaute Vorrichtung sendet.

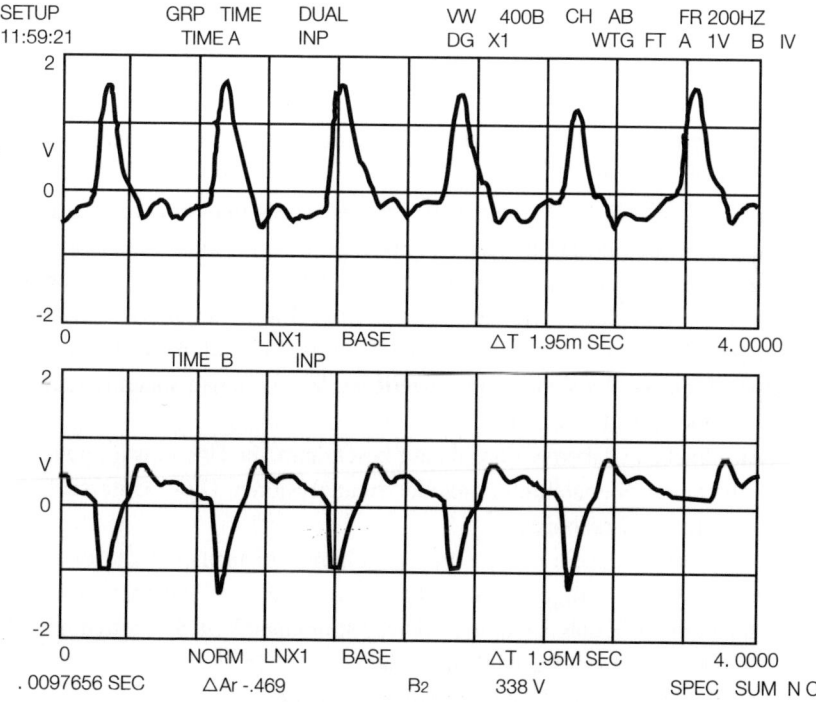

Abb. 17

Ein dritter Mitarbeiter, völlig von den beiden ersten getrennt, sammelt die verschiedenen Signale (arterielle Druckwelle, Signale am Anfang und am Ende einer Hautstimulation, Signal der Wahrnehmung des Auftretens der Pulsveränderungen nach klinischem Ermessen) mit der entsprechenden Apparatur.

Keiner der drei Mitarbeiter kann den oder die anderen sehen, hören oder irgendwie wahrnehmen, wodurch der Charakter der Doppelblindstudie gewahrt wird.

Bei der gegenwärtigen Untersuchung handelt es sich um Lichtstimuli (Lampe mit engem Lichtkegel nahe der Patientenhautoberfläche) sowie um Berührungsstimuli (Baumwolldocht auf Oberarm oder Gesicht des Patienten).

Die variable und zufallsgenerierte Stimulationsfrequenz betrug im Schnitt je eine Stimulation alle 10 Sekunden.

So konnten wir insgesamt etwa 2.500 arterielle Druckwellen innerhalb von ca. 30 Minuten einsammeln, deren Qualität uns als ausreichend erschien.

Zunächst wurde die in Frage kommende Welle mit numerischen Signalen identifiziert. **Diese Veränderung der Welle erfolgt weder mit Rhythmusänderung noch Amplitudenschwankung und kann 8 bis 15 Herzimpulse andauern.** Sie tritt 1 bis 3 Schläge nach der Stimulation auf.

Wir gehen von der Annahme aus, daß es sich hierbei um eine Veränderung der Oszillationsart der Arterie handelt, die dabei einen weniger abgefederten Charakter aufweist, bevor der Impuls der Systole zum Tragen kommt. **Physikalisch erklären wir diese Verhärtung durch eine plötzliche Änderung der Wandstarre, wobei wir uns bewußt sind, daß diese dem neurovegetativen Nervensystem unterstellt ist.** Wir kommen später darauf zurück (siehe Abb. 18, S. 35).

Anschließend haben wir uns darauf beschränkt, die Übereinstimmung der verschiedenen Signale untereinander zu analysieren. Diese Untersuchung zeigte folgende Ergebnisse:

- das Vorhandensein einiger weniger charakteristischer Reaktionen der Pulswelle bei völliger Abwesenheit von Stimulation, die aber nie länger als 2 oder 3 Schläge andauern. Diese spontanen V.A.S. wurden bei der Handmessung jedes 2. Mal angegeben;
- die Fehlerquote bei Handmessung lag bei etwa 10%;
- eine 95%ige Übereinstimmung zwischen den Stimulationssignalen und

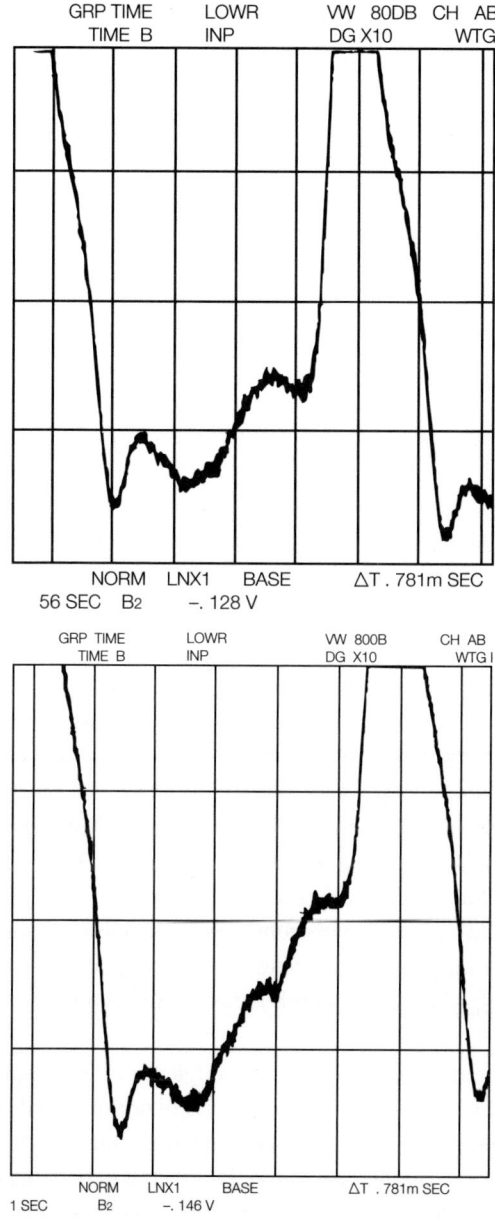

Abb. 18: Oben: Vergrößerte Darstellung des Radialispulses, kein V.A.S.
Unten: Gleiche Vergrößerung, jedoch mit V.A.S.

dem Vorhandensein der charakteristischen Welle. Die restlichen 5% bestehen aus reaktionsfreien Stimulationen und spontanen, stimulationslosen Reaktionen (in 95% der Fälle verursacht die Stimulation das verzögerte Auftreten der charakteristischen Welle, die sich dann von 2 bis 12 Schläge lang wiederholt, wobei der Herzschlag länger zu sein scheint und zwei Stimuli überbrückt);

- eine Übereinstimmung zwischen der subjektiven Handabtastung durch zwei routinierte Ärzte und der tatsächlichen Anwesenheit der charakteristischen Welle mit einer Trefferquote von etwa 65%.

3.3 Diskussion über das Wesen des V.A.S.

Vom geschichtlichen Standpunkt aus betrachtet, kann man drei große Denkabschnitte über die Entwicklung der Anschauungen und Betrachtungen der allgemeinen und funktionellen Organisation des zentralen Nervensystems unterscheiden.

Die erste, auch mechanische genannt, stellt sich ein Netzwerk mit Empfängerzentren vor, die mit den Befehls- oder Analysestrukturen durch große Verbindungswege vereint sind. Diese Wege sind auf den Transfer von bestimmten motorischen oder sensoriellen Informationen spezialisiert.

Danach folgt ein Zeitabschnitt, bei welchem die Mitwirkung der Formatio reticularis in Betracht gezogen wird (Maguoin, 1949), das Konzept des „Feed-Back" einleitend. Die Existenz dieser Mehrfachanschlußstrukturen, die selbst verschiedenartigen neurohormonellen Mechanismen unterstehen, würde einen verständlichen Zugang zu Autoregulationsmechanismen ermöglichen, welche lediglich durch manche Autoren bisher vermutet wurden.

Derzeit unterstreicht man eher die Fähigkeit des Zentralnervensystems, seine eigenen Funktionen zu verwalten. Es übernimmt selbst die selektive Filtration der Empfangszentren sowie die Codierung und den Transfer von Wellenzügen, deren rhythmische Modulatoren die Bedeutung einer Information aufgrund von Referenzdaten spezifizieren können, die ursprünglich in bestimmten Zentren gelagert waren.

Die heutigen psychophysiologischen Betrachtungen, die verschiedene experimentelle Arbeiten zur Grundlage haben, führen zu dem Schluß, daß die Spezifität einer Information **in keiner Weise vom durchlaufenen Weg abhängt, sondern eher von der eigenen Natur der Information durch ihre Wahrnehmung** und die einander folgenden Übersetzungen bei der Fortleitung über jede einzelne Synapse.

So betrachtet, bietet die Neuroneneinheit jene Möglichkeiten, die diese multineuronale Architektur verwirklichbar machen, Möglichkeiten, die wir bisher irgendwelchen hypothetischen kortikalen Zentren zugeschrieben hatten.

Tatsächlich ist es so, daß die Codierung und die Entschlüsselung des Informationsgehaltes einer empfangenen und sogleich weitervermittelten Botschaft nicht bestimmten Zentren allein vorbehalten sind, sondern entlang der gesamten Axonenstrecke erfolgen.

Im Bereich der Neurophysiologie haben sowohl die schwerwiegende Bedeutung mancher Feststellungen als auch der Nachweis gewisser experimenteller Ergebnisse manche Konzepte, die bisher als allgemeingültig galten, vollkommen gekippt und die Neubetrachtung gewisser klassischer anatomo-funktioneller Modelle eingeleitet.

Der biokybernetische Zugang, der heutzutage eine immer größer werdende Anzahl an Forschungsarbeiten unterstützt, scheint sich so darzustellen, als könne das gesamte Individuum damit erfaßt werden. Indem sie die eigentliche Information in der Peripherie erfaßt, ist die neuronale Einheit, in einem polyneuronalen Ganzen eingebettet, daher imstande, bevorzugte Fortleitungsachsen für einen Stimulus (für eine Botschaft) zu bestimmen, d.h. eine progressive Erleichterung der Wege zu schaffen.

Das Phänomen des V.A.S. als eine an sich nicht spezifische neurovegetative Reaktion scheint uns lediglich der Ausdruck der momentan wachsam gehaltenen Mechanismen zur Sondierung und der Suche nach neuronaler Resonanz zu sein, mit der Absicht, für das System eine kohärente Antwort durch Inhibition oder Fazilitation auszuarbeiten.

Prinzipiell unterscheidet sich dieses System von:

- dem Habituationsphänomen, das nicht nur sehr allgemein, sondern auch sehr vom Konditionisierungsphänomen abzugrenzen ist. Durch die Wiederholung verliert der Gelegenheitsstimulus seinen Neuheitscharakter und wird im Laufe der Zeit indifferent. Die wahrscheinlichste Erklärung hierfür ist eine Inhibition der Formatio reticularis, der kortikaler Entstehung ist;

- und dem Konditionierungsphänomen, welches jene Reaktion des Nervensystems auf die nach einem bestimmten Muster ablaufende, immer wiederkehrende Assoziation eines neutralen, indifferent gemachten und eines absoluten Stimulus ist.

4. Das Photogramm

Definition:
Das Photogramm ist die Untersuchungsmethode, um die Photoperzeption der Haut auf monochromatische Farben zu testen.

4.1 Prinzip

Die Haut „versteht" das weiße Licht. Wenn die Hautoberfläche mittels weißen Lichtes stimuliert wird, reagieren die Arterien, wobei deutlich wird, daß die Haut die Lichtbotschaft empfangen und auch aufgenommen hat.

Das weiße Licht ist ein sehr polymorphes Gebilde, das aus mehreren Wellenlängen von Ultraviolett bis Infrarot besteht:

Farben:	Wellenlängen:
extremes Violett	400
mittleres Violett	420
Blauviolett	440
mittleres Blau	470
Blaugrün	500
mittleres Grün	530
Grüngelb	560
mittleres Gelb	580
Orangegelb	590
mittleres Orange	600
Rotorange	610
mittleres Rot	650
extremes Rot	780

Das Photogramm besteht darin, Farblichter auf die Haut zu projizieren und deren Photoperzeptionsfähigkeit einzuschätzen.

Eine Farbe wird als pathologisch bezeichnet, wenn diese keinen V.A.S. auszulösen imstande ist. Dies nennen wir eine **„Lücke" in der Photoperzeption der Haut.**

Diese Lücken können sich als sehr mannigfaltig erweisen.

4.2 Technik des Photogramms

1. Schritt: Anleuchten mit weißem Licht
Der Arzt beleuchtet die Haut des Patienten mit Hilfe einer Weißlicht-lampe von ca. 75 W Stärke.
Die Anleuchtzeit muß kurz, etwas weniger als eine halbe Sekunde sein. Physiologischerweise sollte die arterielle Antwort sofort erfolgen.
Dieser Vorgang wird mehrmals hintereinander wiederholt, wobei jedes Anleuchten von der Arterie unmittelbar beantwortet wird.

2. Schritt: Anleuchten mit farbigem Licht
Während dieses Abschnittes der Untersuchung beleuchtet der Arzt die Haut des Patienten mit Hilfe von monochromatischen Farbfiltern. Hier kön-nen verschiedene Techniken zur Anwendung kommen. Jene, die ich empfeh-le, ist schnell und einfach, erfordert jedoch eine gewisse Geschicklichkeit:
Der Arzt nimmt den Puls seines Kranken mit der linken Hand, während er in der rechten einen länglichen Leuchtstab zwischen Zeige- und Mittel-finger hält. Vor dieser Lampe hält er mit den anderen Fingern die mono-chromatischen Filter, um einen einheitlichen Lichtkegel zu gestalten. Die Lampe muß kräftig und der Lichtstrahl gebündelt sein. Die verwendeten Filter sind Wratten-Kodak-Filter.
Der Arzt wird selbstverständlich jene Areale der Haut anleuchten, bei denen keinerlei pathologische Veränderungen zu verzeichnen sind (Ekzem, Schuppenflechte, Flechte, Narbe usw.).
Normalerweise spürt der Praktiker den V.A.S. bei jeder monochromati-schen Hautstimulation. Als einzige Ausnahme gilt die Wellenlänge von ca. 570 nm (welche der Hauptwellenlänge der Sonne entspricht).

4.3 Der krankhafte Befund
(bei der Beleuchtung mit weißem Licht)

1. Es kommt zu keiner arteriellen Reaktion bei der Weißlichtstimulation
Dieser Fall ist eher selten.
• Wir finden ihn bei übermäßigen Ermüdungszuständen vor, und zwar:

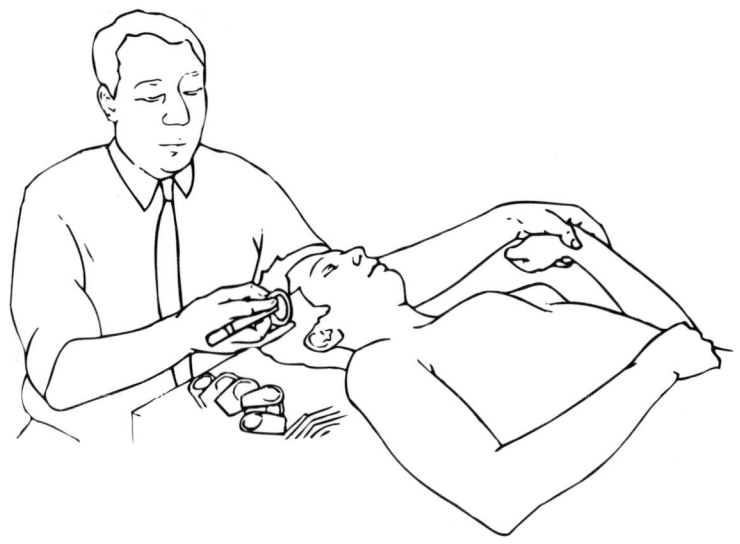

Abb. 19: Das Photogramm.

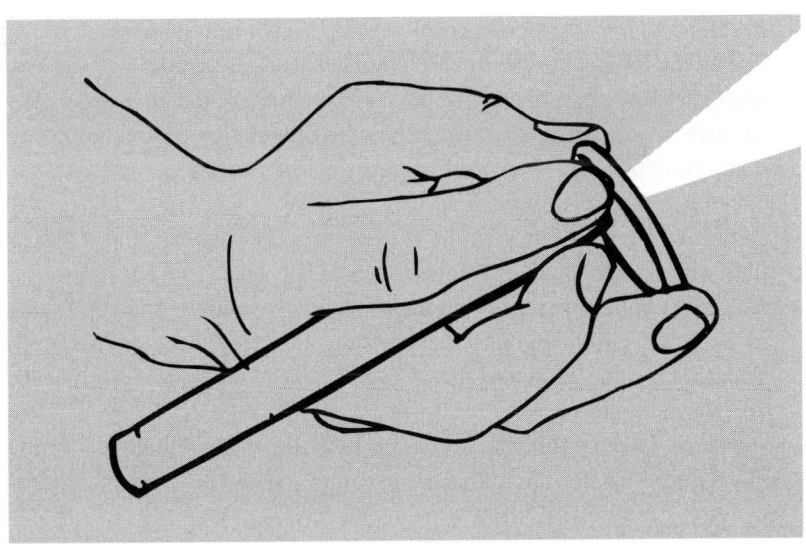

Abb. 20: Stellung der Lampe und Farbfilter in der Hand des Untersuchers.

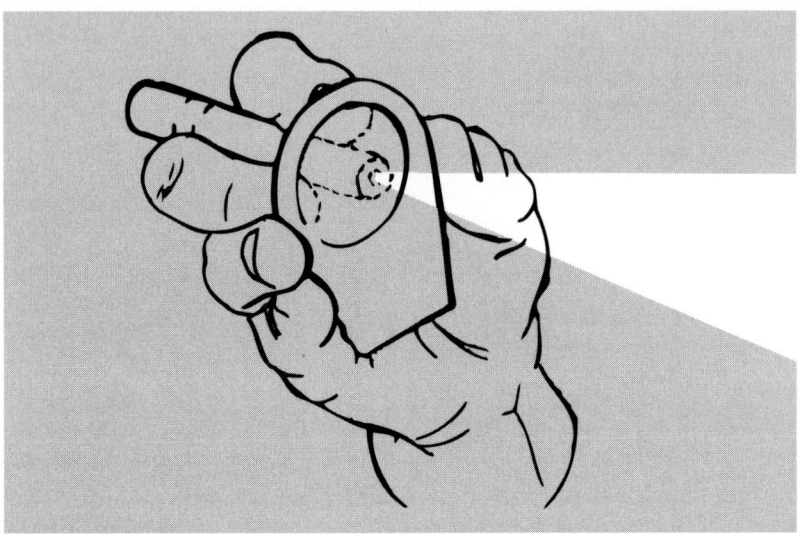

Abb. 21: Technik der Photostimulation durch monochromatisches Licht.

- funktioneller Genese,
- organischer Genese (hepatogene Ursache, Krebserkrankung).*
• Bei Behandlung mit ß-Blockern.
• Bei Behandlung schwerwiegender psychiatrischer Erkrankungen.

Sollten die Pulsreaktionen nicht vorhanden sein, empfehlen wir die Anwendung der Reflexmethoden wie die Aurikulotherapie (siehe Kapitel „Behandlung", S. 96). Tatsächlich beeinflußt die Stimulation bestimmte Zonen des Ohrs erheblich und ohne Verzögerung der Photoperzeption.

Nun bieten sich zwei Lösungen an:
• *Entweder* normalisiert sich die Photoperzeption wieder, und der Arzt fährt mit der Untersuchung fort.
• *Oder* die Photoperzeption wird dadurch nicht verändert; dann empfiehlt es sich, dem Patienten/der Patientin Ruhe zu verordnen, eventuell noch zusätzlich ein Aufbaumittel für 14 Tage zu verschreiben und einen neuen Termin zu vereinbaren.

Wenn 14 Tage später die arteriellen Reaktionen des Patienten/der Patientin nicht vorhanden sind, muß man an eine organische Erkrankung den-

---

*) Onkologische Erkrankungen werden nicht alle durch Störungen der Photoperzeption gekennzeichnet.

ken und entsprechend umfangreiche Labor-, sonographische sowie radiologische Untersuchungen einleiten, um eine Krebspathologie auszuschließen.

Wenn bei der Untersuchung die Patientenreaktionen auf das weiße Licht normal sind, so wird die aurikulomedizinische Untersuchung weitergeführt.

2. Fall: Erschöpfungsphänomen

Die arteriellen Reaktionen des Patienten/der Patientin sind auf Weißlicht völlig normal, das Phänomen verstummt jedoch nach einigen wenigen Flashes. Dies nennt man **Erschöpfungsphänomen**.

Diese Pathologie der Photoperzeption ist sozusagen pathognomonisch für eine Narbenstörung: **toxische Narben.**

Die toxischen Narben:

So nennt man eine Narbe, die imstande ist, die Photoperzeption der Haut zu stören. Dadurch, daß das „Radargerät" der Haut verletzt ist, bedingt diese Narbe klinische Störungen auf der Ebene der interneuronalen Neuroübertragung.

Beobachtete Störungen:
- arterielle Hypertonie
- arterielle Hypotonie
- verschiedene Migräneformen
- Ermüdbarkeit
- Obesitas durch Bulimie
- Allergien:
  – saisonale Rhinitiden
  – allergisches Asthma.

In Frage kommende Narben:

Glücklicherweise ist nicht jede Narbe pathologisch. Gewisse Kriterien führen zu der Vermutung, daß eine Narbe toxisch sein könnte:
- die Anamnese des Patienten/der Patientin,
- die Lage der Narbe auf der Hautoberfläche: Eine querverlaufende Narbe wird eher eine Störung hervorrufen als eine sagittal verlaufende.
- Kaiserschnitt- oder Gallenblasenoperationsnarben stören in den meisten Fällen.
- Das Aussehen: Ein Keloid rot und voller Spannung ist häufig toxisch.
- Die Empfindlichkeit: Eine toxische Narbe ist häufig hypo- oder hyperempfindlich auf Berührung.

- Jede Narbe kann toxisch sein. Man darf nicht vergessen, daß:
  – die Narben der behaarten Kopfhaut,
  – die Narben der Schleimhäute (Episiotomienarben z.B.)
  – die Impfnarben
toxisch sein können.

Behandlung der toxischen Narben:

Drei Methoden stehen zur Auswahl, die entweder allein oder gemeinsam angewendet werden können:

- Infiltration der Narbe: Mit einer Subkutannadel wird die Narbe mit Procain oder ganz einfach Kochsalzlösung unterspritzt und somit vom übrigen Gewebe isoliert. Die Injektionen werden alle Zentimeter an der Übergangsstelle Narbengewebe/gesunde Haut ausgeführt. Diese Technik sollte 3- oder 4mal im 14tägigen Abstand ausgeführt werden.
- Behandlung der Narbe mittels kalten, pulsierten Lasers: Wir verwenden einen I.R.-Pulslaser, dessen Leistungsmaximum zwischen 2 und 10 Watt schwankt und dessen Durchschnittsleistung einige wenige Milliwatt be-

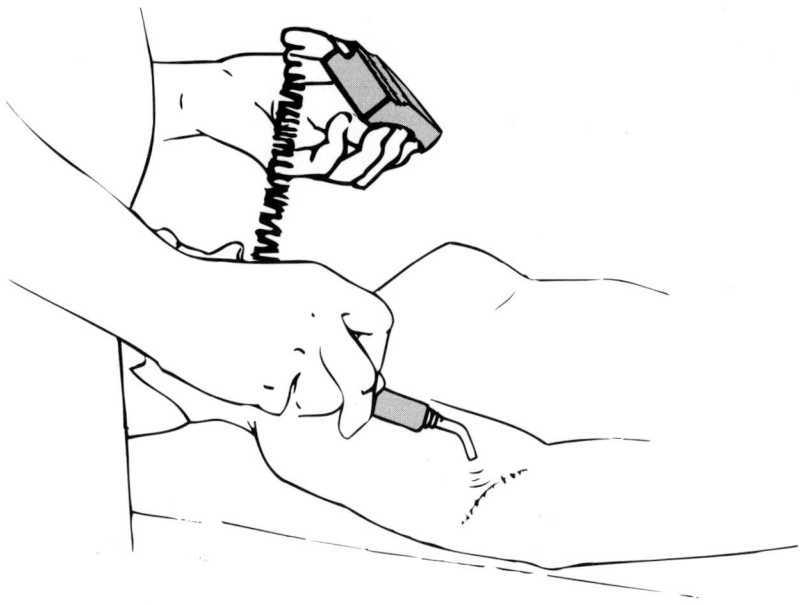

Abb. 22: Behandlung einer Narbe mit Hilfe des NEXTLASER.
Verwendete Frequenzen A, B, und F.

44

trägt. Wir bestrahlen die in Frage kommenden Narben mit den Pulsfrequenzen A und F ca. 2 Minuten lang je Narbe. Manche Geräte besitzen bereits ein programmiertes Behandlungsschema für die pathologischen Narben: das Programm „Regenerating" (beim Nextlaser oder Theralaser). Diese völlig schmerzfreie Behandlung sollte 3- bis 4mal alle 14 Tage wiederholt werden.

• Behandlung durch Ohrakupunktur.

Die Aurikulotherapie ermöglicht es, innerhalb von einer oder zwei Sitzungen die toxischen Narben zu neutralisieren (siehe auch Kapitel „Behandlung", S. 96).

3. Fall: Das V.A.S. reagiert sehr stark auf die Hautbeleuchtung durch die Lampe

Man sagt dann, daß der Puls allergisch reagiert. Dieser Ausdruck eines „allergischen Pulses" könnte zu Mißdeutung führen, tatsächlich ist er nicht ganz glücklich in seiner Wahl. Eigentlich sollten wir von einem „Über-V.A.S." sprechen.

Das Gefühl, das der Untersucher dabei hat, ist ganz unverwechselbar: Stimulationsfrei ist der Puls ganz normal oder etwas gespannt. Sobald die Hand angeleuchtet wird, wird der Puls „brechend", „schneidend", gespannt, als ob eine Messerschneide gegen die Kuppe des Daumens schlüge. Diese vaskuläre Reaktion des allergischen Typs ist Ausdruck einer Hyperaktivität des Nervensystems.

Klinisch gesehen bedeutet diese Hyperaktivität:
• eine ausgeprägte Ermüdung,
• Atemwegs- oder Hautallergien,
• Migränen,
• depressive Zustände mit suizidaler Tendenz,
• Tetaniebereitschaft,
• funktionelle Verdauungsstörungen: Diarrhoen, Obstipation,
• weibliche Sterilität, oder besser: eingeschränkte Fruchtbarkeit.

Bei ca. 10 bis 15% der Bevölkerung trifft man auf einen „allergischen" Puls.

Ursachen der allergischen Reaktionen
Zu einem allergischen Puls gibt es viele Erklärungen.

1. Genetische Ursachen:

Manche Menschen haben, unabhängig vom Augenblick der Untersuchung oder von ihrem Allgemeinzustand, einen sogenannten allergischen Puls. Das erklärt die überschießenden Reaktionen dieser Patienten auf die Therapie.

2. Erworbene Ursachen:

Die häufigste erworbene Ursache ist die auf ein Lebensmittel oder auf ein Arzneimittel gerichtete Unverträglichkeit. Ein Intoleranz verursachendes Medikament aufzuspüren ist nicht schwer: Die Anamnese bringt uns auf die Spur. Wobei man auch bedacht sein muß, daß eine solche Unverträglichkeit erst nach Wochen oder gar Monaten der Einnahme auftreten kann. Allein die Streichung dieses Mittels aus der Verordnung ist imstande, die Ursache der Störung nachzuweisen.

Viel schwieriger hingegen ist der Nachweis einer Lebensmittel-Intoleranz. Diese treten sehr häufig auf, ja werden immer häufiger in unserer zivilisierten Welt.

Man nennt **„Lebensmittelintoleranz oder -unverträglichkeit"** eine Empfindlichkeit des Organismus einer bestimmten Menge eines Lebensmittels gegenüber. Es handelt sich hier auf keinen Fall um eine Lebensmittelallergie. Bei der Lebensmittelunverträglichkeit handelt es sich um einen Mengenbegriff. Erst ab einer bestimmten Aufnahmeschwelle wird der Organismus mit einer krankhaften Reaktion antworten. Die häufigste Lebensmittelunverträglichkeit ist jene auf Wein oder Schokolade. Ein Glas geht ja noch ... Drei Gläser ... das ist zu viel.

Die in Frage kommenden Lebensmittel sind wohl alltäglich:
- Milch und Milchprodukte,
- Zucker,
- Orangen,
- Kaffee,
- Tee,
- Weizen (Teigwaren und Brot),
- Wein,
- Rindfleisch,
- Eier,
- Speiseöle (Erdnuß-, Oliven-, Traubenkern-, Sonnenblumen-, Maisöl),
- Schokolade,
- Reis,
- Schweinefleisch,

46

– Pilze,
– Erbsen.

Der Patient, der an einer Lebensmittelunverträglichkeit leidet, weiß meist nichts davon. Im allgemeinen beschreibt er dem Arzt ein Allgemein- und ein Darm- bzw. Verdauungstraktsymptom:

Allgemeine Symptome:

Hyper- oder Hypotonus
Migräne oder Kopfschmerz
Ekzeme
Asthma
Müdigkeit
Allergien (Milben, Pollen usw.)
WS-Schmerzen
Spasmophilie = Neigung zu Tetanien
Alopezie, usw.

Abdominelle Symptome:

Übelriechende Darmgase
Abdominelle Schmerzen
Chronische Durchfälle
Obstipation
Spastische Kolitiden

Findet der Arzt zwei Zeichen vor, das eine allgemeiner Natur, das andere abdominellen Charakters, und gleichzeitig einen allergischen Puls, so kann er mit allergrößter Wahrscheinlichkeit behaupten, daß es sich um eine Lebensmittelintoleranz handelt.

Um das in Frage kommende Lebensmittel herauszufinden, lehnen wir uns an die Diät nach Dr. Ellen Grant an.

Es handelt sich dabei um eine Auslaßdiät, wobei alle auf Intoleranz verdächtigen Lebensmittel gestrichen werden. Diese Diät dauert fünf Tage.

Anschließend wird der Patient jeweils ein Lebensmittel testen und dessen Schädlichkeit nach allgemeinen Kriterien beurteilen:

– Hitzewallungen
– Gefühl der schweren Beine
– Schläfrigkeit
– Beschleunigung des Herzrythmus

Fünf Tage lang wird sich die kranke Person ausschließlich wie folgt ernähren:

- Obst (außer Zitrusfrüchte)
- Gemüse (außer Erbsen)
- Lamm, Fisch, Huhn
- Wasser

Ab dem 6. Tag wird nun der Patient ein LM/Tag austesten (siehe auch am Ende dieses Werkes das Merkblatt, das ich meinen Patienten im Falle eines LM-Intoleranzverdachtes übergebe).

Nach Beendigung seiner Diät sucht der Patient den Arzt wieder auf und teilt ihm das verdächtige Lebensmittel mit, das bei ihm Müdigkeit hervorruft.

Bei diesem Anlaß untersucht der Arzt seinen Patienten nochmals und stellt fest, ob das allergische V.A.S. verschwunden ist.

Jede Lebensmittelintoleranz wird von einem Zinkmangel begleitet, daher schlagen wir als Therapie vor:
- 3 bis 6 Monate absolute Karenz des Lebensmittels
- zwei Monate lang Zinkersatzpräparat mit einer täglichen Dosis.

Handelt es sich bei dem Patienten um Migräne oder um Verdauungsstörungen, sollte der Therapeut darauf aufmerksam machen, daß der Behandlungserfolg erst nach mehreren Wochen manifest wird.

Die Ausleitung des Lebensmittels muß nicht (außer in Ausnahmefällen) endgültig sein. Lebensmittelintoleranz ist zeitlich gebunden, so daß jemand 1991 eine LM-Intoleranz auf Eier, 1992 lediglich auf Zucker haben kann.

Dieses wissenschaftlich noch nicht vollkommen erfaßte Phänomen ist offensichtlich.

Daher besteht die Notwendigkeit, diese Diät in regelmäßigen Abständen zu wiederholen, in etwa alle zwei Jahre.

Die Lebensmittelintoleranz wird durch folgende Umstände verursacht:
- einen übermäßigen Konsum des in Frage kommenden LM
- antibiotische Behandlungen
- eine über 12 Monate andauernde Antibabypilleneinnahme (in welchem Falle es sich empfiehlt, zur Zinkeinnahme einen Pyridoxinzusatz hinzuzufügen).

Die Lebensmittelunverträglichkeitszeichen sind mannigfaltig, daher möchte ich einige Beispiele anführen. Am wichtigsten scheint mir jene auf Milchprodukte zu sein. „Der Mann/die Frau von der Straße" behauptet, Milchprodukte seien gut gegen Kalkverlust und Osteoporose (wohl durch

48

gezielte Fernsehwerbung beeinflußt). Dies ist vollkommen irreführend und zudem gefährlich. Meines Wissens wurden niemals ernstzunehmende Studien über den Zusammenhang zwischen Milchproduktkonsum und ordentlichem Kalkeinbau in den Knochen durchgeführt. Ja, genau das Gegenteil wird in den klinischen Beobachtungen festgestellt: Die schlimmsten Osteoporosen wurden bei jenen Patienten beobachtet, die die meisten Milchprodukte oder Kalziumpräparate eingenommen hatten! Wahr hingegen ist die Tatsache, daß jedes Kind, wie auch jedes Säugetier, die Milch seiner Mutter dringend nötig hat. Ebenfalls wahr ist die Tatsache, daß eine ausgewogene Gemüse-/Obsternährung, mitunter durch etwas Käse angereichert, jene Menge Kalzium dem Organismus zuführt, die er auch benötigt.

Hinzu kommt noch, daß die Milch kein besonders leicht verdauliches Lebensmittel für Erwachsene ist. Sehen wir uns einmal die Tiere an: Wenn diese einmal von der Mutter entwöhnt sind, ernähren sie sich in keiner Weise mit Milchprodukten und sind auch niemals osteoporotisch erkrankt.

Milch und deren Nebenprodukte sind imstande, dreierlei verschiedene Störungen hervorzurufen:

Kuhmilcheiweißunverträglichkeit:
Es handelt sich hierbei um eine chronische Diarrhoe mit entsprechenden Verdauungsstörungen.

Übermäßige Kalzifikation mit Hypomagnesiämie:
Die Tatsache, daß zuviel Kalzium eingenommen wird, bringt eine Verminderung der Magnesiumresorption durch den Darm mit sich und ergibt dadurch allgemeine Störungssymptome mit Ängstlichkeit und neurovaskulärer Übererregbarkeit.

Ein übermäßiges Angebot an Tryptophan:
Vorstufe des Serotonins, welches anscheinend spezifische neurologische Störungen induziert, mit depressiver Tendenz und neurodermitischen Erscheinungen vom Typ atopisches Ekzem und mitunter sogar Psoriasis.

Aufgrund oben erwähnter Ursachen empfehlen wir folgende Ernährungsweise:

- Für den Säugling die Muttermilch bis zum 6. Monat ohne jeden Kuhmilchzusatz.
- Nach dem 6. Lebensmonat eine auf Gemüse und Obst, Vollkorn und einmal täglich Joghurt (und nicht mehr) aufgebaute Kost.
- Für den Jugendlichen und Erwachsenen: Eine Portion Milchprodukte pro Tag und keinesfalls mehr.

Therapeutische Maßnahmen bei einem Patienten mit allergischen Pulsreaktionen

Ein Patient, dessen Puls „allergisch" ist, reagiert sehr heftig auf jede Therapie. Die durch Reflextherapie hervorgebrachte Reaktion ist häufig überschießend. Aurikulotherapeutisch sollten solche Patienten nicht mit Nadeln, sondern vielmehr mit infrarotgepulsten Laserstrahlen, mit transkutanen elektrischen Strömen (siehe auch Kapitel „Behandlung", S. 96 ff.) behandelt werden.

4.4 Die Pathologie der Farblichtbestrahlung: Die Photoperzeptionslücken

Der Begriff der kutanen Photoperzeptionslücke hat die Methode der Aurikulomedizin vollkommen verändert. Hier wollen wir uns etwas länger aufhalten.

Durch die kutane Photoperzeption kann die Haut das weiße Licht erfassen, kann dieses jedoch in fraktionierter Form verstehen: Jede einzelne Farbkomponente des Weißlichtes wird von der Haut erfaßt, und, nach dem derzeitigen Stand der Kenntnisse in diesem Bereich, wird jede Farbe, d.h. jede besondere Wellenlänge, der Stimulation zur Ausarbeitung eines spezifischen Neurotransmitters für das zentrale Nervensystem dienen.

Dies bedeutet soviel, daß die Bestrahlung der Haut mit rotem Licht die Entstehung eines bestimmten Neurotransmitters zur Folge haben wird, ebenso die Hautbestrahlung mit gelbem Licht, die einen anderen Neurotransmitter entstehen läßt.

Dies zeigt deutlich, wie wichtig es für den Arzt ist zu wissen, welche monochromatische Farbaufnahmefähigkeit der jeweilige Patient aufweist.

In der Technik des Photogramms wird der Arzt die Photoperzeptionslükken genauso suchen, wie der HNO-Facharzt die Hörschwellenlücken (Senken der Hörschwelle) sucht.

Diese Photoperzeptionslücken werden spezifische pathologische Bilder einleiten, die wir auch auf spezifische Weise behandeln werden, sei es durch Allopathie, sei es durch Aurikulotherapie, sei es durch Beleuchtung des Patienten.

50

4.4.1 Photoperzeptionslücken im Bereich der 400-440 nm (Violett-Blauviolett)

Diese pathologischen Bilder sind glücklicherweise sehr selten und werden bei Krankheitsbildern wie der Epilepsie beobachtet. In diesen Fällen verwenden wir selbstverständlich Antiepileptika.

4.4.2 Photoperzeptionslücken auf 440-470 nm (Blauviolett-Mittelblau)

Diese Veränderung wird in typischer Weise bei psoriatiformen Erkrankungen beobachtet. Interessanterweise bewirkt die Stimulierung der gesunden Haut durch Mittelblau keine Gefäßstimulation. Dagegen stellen wir fest, daß die Beleuchtung einer psoriatischen Plaque mit blauem Licht eine eindeutige Gefäßantwort zur Folge hat. Diese Tatsache ist eher befremdend. Dies würde bedeuten, daß im Falle einer Pathologie der Photoperzeption, die Haut substitutive Radarzonen entstehen ließe.

Dies wiederum würde bedeuten, daß die psoriatische Plaque eine besondere Zone zu sein scheint, die es dem Zentralnervensystem ermöglicht, die Weiterbildung eines chemischen Neurotransmitters, den wir noch nicht kennen, zu gewährleisten.

Diese in der Aurikulomedizin häufig beobachtete Erscheinung bestätigt die Tatsache, daß bestimmte Psoriasisbehandlungen, insbesondere jene mit Kortikoiden, beim Patienten tiefergreifende neurologische Störungen depressiven Charakters hervorrufen.

In der Aurikulomedizin beobachten wir, daß im Fall der Schuppenflechte die scheinbar gesunde Haut der Behandlung bedürftig ist. Die Tatsache, daß eine normale Photoperzeption im Bereich der 440-470 nm wiederhergestellt wird, macht de facto für das Nervensystem die Notwendigkeit entbehrlich, nunmehr unnötig gewordene Substitutionsradars zu erhalten.

Die Behandlung der Schuppenflechte

Wir werden wirkungsvoll auf die Schuppenflechte durch eine Ohrreflexbehandlung über drei Komponenten einwirken:
- die Photoperzeption durch die E-Punkte,
- die Lateralitätskomponente über die prätragischen Punkte,

- die dermische Komponente durch die Randpunkte (siehe auch Kapitel „Behandlung", S. 96 ff.).

Tatsächlich lassen diese Behandlungsmethoden die Plaques verschwinden, die eigentlich lediglich dem Nervensystem zugute kommen. Die Behandlung der Schuppenflechte ist eine langwierige Sache. Die Punkteortung am Ohr muß sehr genau erfolgen. Mehrere Monate lang, im 4-Wochen-Abstand, sollten die Patienten behandelt werden. In den meisten Fällen ist eine adjuvante dermatologische Therapie überflüssig, besteht doch das Ziel der Therapie in der Wiederherstellung der kutanen Photoperzeption.

4.4.3 Photoperzeptionslücke bei 470-500 nm (Mittelblau-Blaugrün)

Ganz besonders bei Ein- und Durchschlafstörungen zu beobachten. Die Störungen der Photoperzeption auf Blau-Grün behandeln wir durch die Aurikulotherapie. Sehr häufig lindert man eine Lateralitätsstörung als Komponente in der Pathologie der Schlafstörungen (siehe auch Kapitel „Behandlungen", S. 112).

4.4.4 Photoperzeptionslücke bei 530-600 nm (Gelbgrün und Mittelorange): die Dermoneurosen

Diese Photoperzeptionslücken können bei funktionellen Störungen des neurovegetativen Systems, bei der atopischen Dermatitis und beim Asthma beobachtet werden. Ganz allgemein begegnet man dieser Störung bei jenen Patienten, die ständig über alles klagen, ohne jemals eine Krankheit vorweisen zu können.

Also jene Patienten, die man als spasmophil bezeichnet, jene, die angeblichen Magnesiummangel beklagen, all jene, die die klassische Schulmedizin mit Benzodiazepinderivaten mit lediglich kurzweiligem Erfolg behandelt.

Diese Störungen der Photoperzeption sind sehr häufig und benötigen eine ganz einfache Behandlung:

- Eine ausschließlich auf gedünstetem oder rohem Obst und Gemüsen sowie Fisch und Vollkornprodukten aufgebaute Diät unter Ausschluß aller Milchprodukte.

52

- Eine auf Spurenelementen aufgebaute Behandlung:

  Mangan-Kupfer je 1 Dosis = 1 Tbl. D4/Tag

  Lithium   je 2 Dosen = 2 Tbl. D4/Tag

  Aluminium   je 1 Dosis = 1 Tbl. D4/Tag.

- Eine regelmäßige Behandlung durch magnetische Felder: Anwendung des Theramagnetic-Gerätes Nord-Nord, stark 12 Minuten lang alle 14 Tage.

- Eine aurikulotherapeutische Behandlung durch Dauernadeln (ASP = aiguille semi-permanentes).

Die Störungen der Photoperzeption im Bereich von 530-560 nm sind harmlos und betreffen eher Patienten neurotischen Charakters.

4.4.5 Photoperzeptionslücken auf Mittelrot und Extremrot 700 bis 780 nm

Glücklicherweise sind die Photoperzeptionslücken selten, ja sogar sehr selten; sie werden bei depressiven Zuständen mit psychotischer Tendenz beobachtet oder auch bei deliranten Phasen.

Diese Pathologie der Photoperzeption ist uns bei der Diagnose der neurotischen Depressionen eine sehr große Hilfe. Eine Störung im roten Bereich hat in keiner Weise die gleiche Prognose wie eine Störung im gelben (siehe anschließend auch die klinischen Fallbesprechungen).

4.5 Vorteile des Photogramms

Vorteil der Diagnosestellung

Keine Technik ist zu 100% verläßlich. Dies gilt für das Photogramm wie auch für die anderen Techniken. Es ist jedoch ein gewichtiges klinisches Argument, um diese oder jene Diagnose zu bestätigen oder zu entkräften.

Verlaufsbeobachtung einer Krankheit

Die Untersuchungen der Gefäßreaktionen auf Photostimulation der Haut wie auch das Photogramm ermöglichen, die Verlaufsbeobachtung einer Krankheit, ja sogar deren Heilung festzustellen.

5. Die Frequenzen nach Nogier oder Untersuchung der Photoperzeption auf pulsiertem Infrarotlicht

Der Ausdruck **„Frequenzen nach Nogier"** hat heute bereits Eingang in die Umgangssprache der Fachkreise gefunden. Er bezieht sich auf die sieben Grundfrequenzen, die von Nogier um das Jahr 1970 entdeckt wurden und die gegenwärtig in der alltäglichen medizinischen Praxis angewandt werden.

5.1 Entdeckung der sieben Frequenzen

Im Laufe seiner Experimente stellt Paul Nogier fest, daß die Photoperzeption auf der gesamten Körperoberfläche nicht einheitlich ist. Wenn man pulsiertendes Infrarotlicht verschiedener Frequenzen auf die Haut projiziert, ist das V.A.S.-Phänomen mehr oder weniger erfaßbar. Weiter stellt er fest, daß das Hautsystem in sieben Zonen, auch Bereiche genannt, eingeteilt ist. Jeder Bereich hat eine eigenständige Photoperzeption auf Infrarotfrequenz.

Anders ausgedrückt, ist die Haut als Radar nicht einheitlich in sieben Zonen unterteilt. Jede davon ist in der Photoperzeption auf bestimmte Infrarotfrequenzen spezialisiert.

- die Zone A „photoperzipiert" die Frequenz A
- die Zone B „photoperzipiert" die Frequenz B
- die Zone C „photoperzipiert" die Frequenz C
- die Zone D „photoperzipiert" die Frequenz D
- die Zone E „photoperzipiert" die Frequenz E
- die Zone F „photoperzipiert" die Frequenz F
- die Zone G „photoperzipiert" die Frequenz G

5.2 Anatomische Beschreibung der Zonen

Zone A:
Diese umfaßt die Fläche um die natürlichen Öffnungen:
- Augen-Tränensystem
- Nasenöffnungen
- Ohrenöffnungen
- Mund
- Anus
- Harnröhrenöffnung
- Vaginalöffnung
- Nabel

Zone B:
Diese umfaßt den vorderen Teil des Körperstammes.

Zone C:
Sie umfaßt den größten Hautanteil:
- oberes Gliedmaß
- unteres Gliedmaß
- seitliche hintere Anteile des Stammes

Zone D:
Sie umfaßt eine Hautoberfläche in der medialen Sagittallinie des Körpers zwischen Pubis und Anus und durchläuft den vorderen Teil des Stammes, des Schädels und den hinteren Teil des Schädels und des Stammes.

Zone E:
Sie umfaßt:
- den Nacken
- den vorderen Anteil des Halses
- den retro- und substerno-cleido-mastoidealen Teil des Körpers

Zone F:
Diese umfaßt:
- das Gesicht
- die submandibulären, retroaurikulären, okzipitalen und temporalen Anteile des Kopfes

Zone G:
Diese umfaßt:
- die gesamte Oberfläche der Stirn sowie der Nasennüsternseiten.

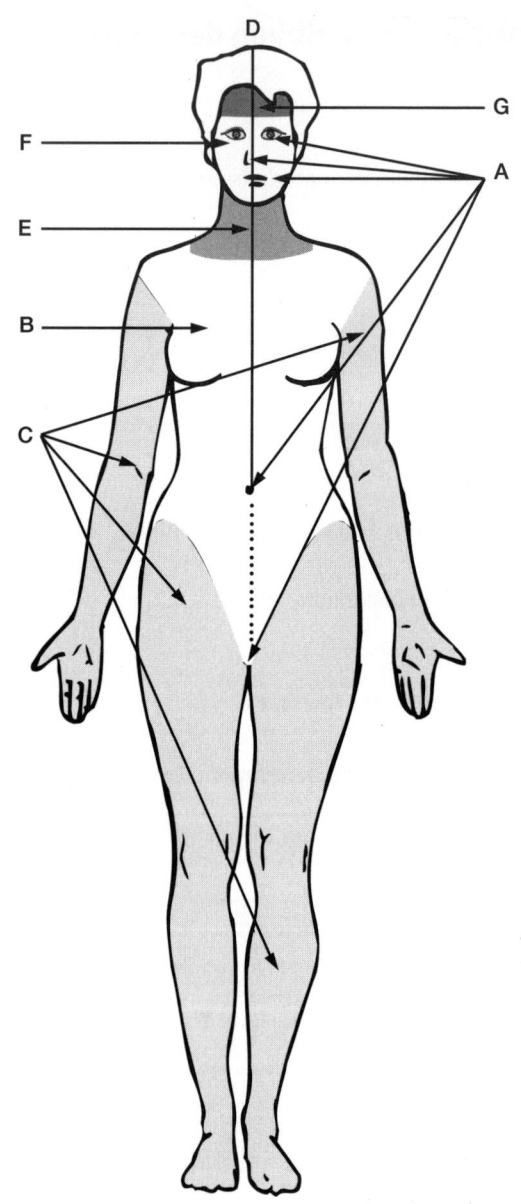

Abb. 23: Projektionszonen der 7 Frequenzen.

56

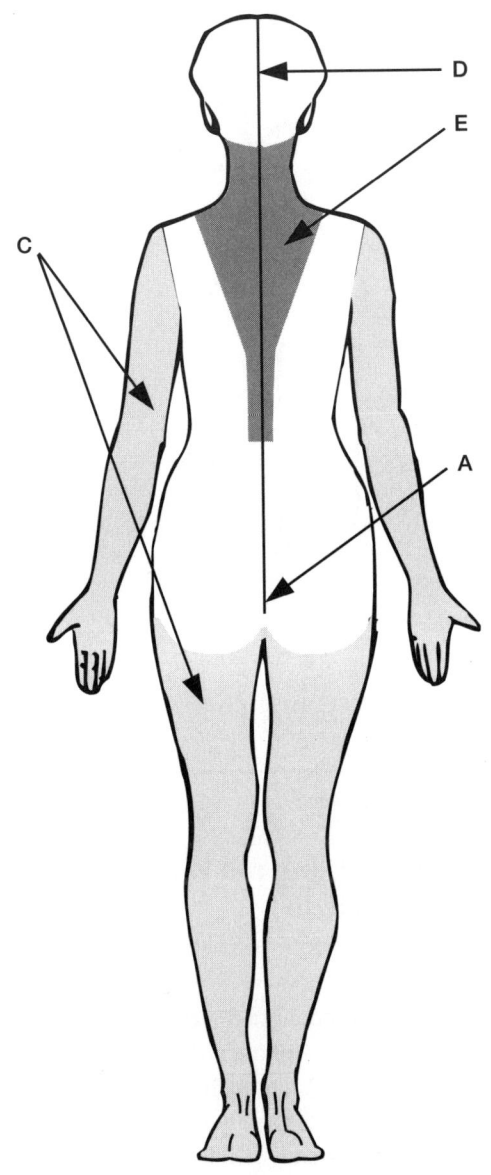

Abb. 24: Projektionszonen der 7 Frequenzen.

57

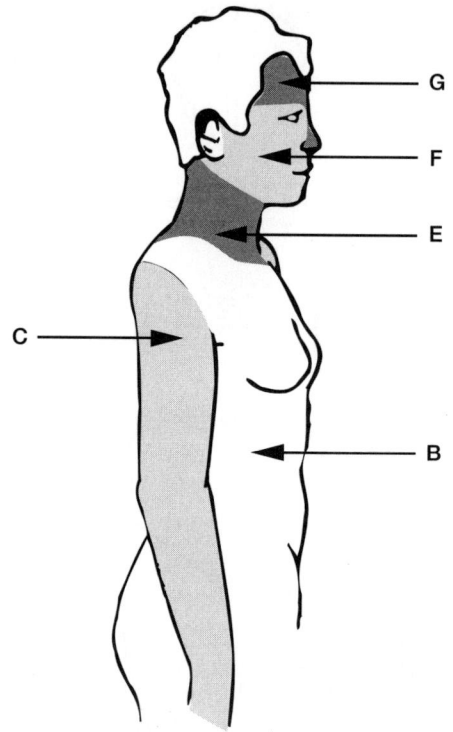

Abb. 25: Projektionszonen der 7 Frequenzen.

5.3 Klinische Untersuchung mit Hilfe des Infrarotlichtes in der Aurikulomedizin

In der Aurikulomedizin wird der praktizierende Arzt diese sieben Zonen testen, um ihre Fähigkeit einer möglichen Photoperzeption zu überprüfen. Er wird also mit der Hilfe einer Lichtquelle, mit pulsiertem Infrarot (GIR 30 oder GIRLASE), die verschiedenen Frequenzen auf die soeben beschriebenen Zonen projizieren und deren Qualität einer Photoperzeption abschätzen. Diese Frequenzen werden mittels einer schwachen Lichtstärke ausgestrahlt (Aufspürtätigkeit).

Unter normalen Umständen wird jede Frequenz eine arterielle Reaktion (V.A.S.) auslösen, wenn sie auf ihre eigene Körperzone projiziert wird.

58

5.4 Pathologie der Photoperzeption mit pulsiertem Infrarotlicht

Die stummen Zonen

Stumme Zonen nennt man jene Zonen, die keine arteriellen Reaktionen zeigen, wenn sie mit der zugehörigen Frequenz angestrahlt werden.

Die Störfrequenzen

Eine Störfrequenz wird als solche bezeichnet, wenn sie eine arterielle Reaktion auf jene Zone hervorruft, der sie nicht zugehörig ist.

5.5 Klinische Anwendung

Bei zahlreichen Erkrankungen können die Störungen der Photperzeption auf die Frequenzen nach Nogier beobachtet werden. In der allgemeinen Praxis wird vor allem nach den Störfrequenzen gesucht.

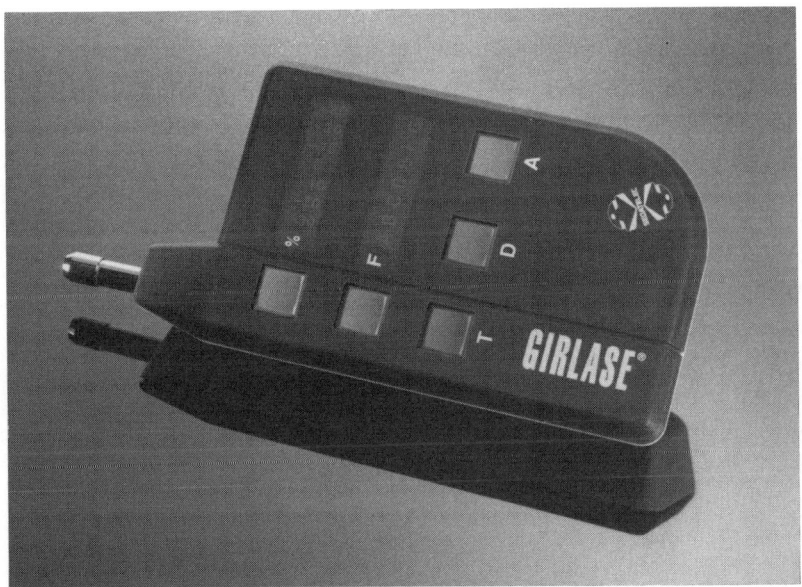

Abb. 26: GIR oder GIRLASE®: Dieses Gerät sendet pulsierte Infrarotstrahlen in den Nogierschen Frequenzen.

Tatsächlich bedeutet jede Frequenz, wenn sie zur Störfrequenz wird, eine ganz besondere Erkrankungsart.

A: entzündlich
B: ernährungsbedingte oder Stoffwechselerkrankung
C: Störung des Bewegungsapparates
D: Lateralitätsstörung
E: schmerzhafte Störung
F: subkortikal gelegene Störung
G: kortikal gelegene Störung

5.6 Behandlung der Photoperzeptionsstörung bei Störfrequenzen

Die Behandlung der störfrequenzbedingten Erkrankungen erfolgt durch Bestrahlung der erkrankten Zone mit Hilfe dieser Störfrequenz, jedoch mit einer stärkeren Bestrahlungsintensität (Behandlung).

Hierfür verwendet man infrarotpulsierende Laserstrahlen, deren Leistungsmaxima zwischen 2 und 10 Watt schwanken.

In der allgemeinen Praxis

Um therapeutisch die Frequenzen nach Nogier zu verwenden, ist es erforderlich, ausführliche Kenntnisse über den Puls bzw. das V.A.S.-Phänomen zu besitzen.

Wir verwenden:
- die Frequenz A, um Entzündungen zu therapieren
- die Frequenz B, um artrothische Phänomene zu behandeln
- die Frequenz C bei Muskelkontrakturen
- die Frequenz D, um Lateralitätsphänomene zu verbessern
- die Frequenz E, um schmerzhafte Zustände zu lindern
- die Frequenz F, um eine Vernarbung zu beschleunigen
- die Frequenz G in Pathologien mit zentral verursachten Schmerzen.

Für die Behandlung bedienen wir uns halbkohärenter pulsierter Infrarotstrahlen vom Typ „Laser". Und wir bestrahlen einige Minuten lang die pathologischen Zonen mit diesem pulsierten Laserstrahl.

60

Verwendet wird dabei:

Infrarotgenerator mit Galiumarsendioden mit einer Wellenlänge von 904 nm, mit Leistungsmaxima zwischen 2 und 10 Watt.

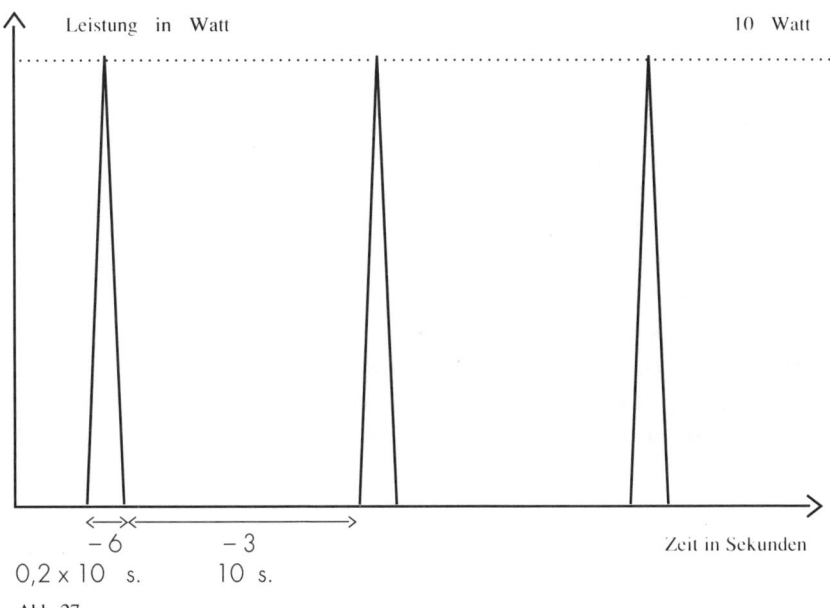

Abb. 27

Die Laser weisen verschiedene Eigenschaften auf:

1. Sie dringen durch das Gewebe, denn sie werden weder von den wässe-rigen- noch von den Hämoglobinstrukturen des Blutes aufgehalten bzw. absorbiert.
2. Sie sind kräftig, ihre mittlere Leistung ist jedoch lediglich um 5 mW. Daher gibt es keine thermische Zerstörungsaktion.

Die Indikationen für die pulsierten Laser

Die wichtigsten Indikationen dieser Laser sind:

- Bekämpfung der Entzündungen,
- Bekämpfung des Schmerzes,
- Bekämpfung der Muskelverspannungen,
- Verbesserung der Vernarbung.

Bekämpfung der Entzündungen: Frequenz A

Bei jeder Entzündung (entzündliche Narbe, entzündliche Gonarthrose, allergisch bedingte Entzündung, usw.) bestrahlen wir die betroffene Zone

61

zwei Minuten lang mit der Frequenz A, einmal wöchentlich, bis die pathologischen Erscheinungen verschwunden sind.

Bekämpfung des Schmerzes: Frequenz E

Jede Art von Schmerz (Trigeminusschmerz, Arthroseschmerz, stoffwechselbedingter Schmerz) kann mit Hilfe der Frequenz E im Locus dolendi behandelt werden.

In diesem Fall bestrahlen wir zwei Minuten lang die betroffene Zone, 1 bis 2mal pro Woche, je nach Schweregrad des Schmerzes.

Bekämpfung der Muskelverspannungen: Frequenz C

Auf die Muskelverspannungszonen hin bestrahlt, hat die Frequenz C einen deutlichen muskelrelaxierenden Effekt. Vor allem Zahnärzte versuchen dadurch das Phänomen des Trismus zu behandeln, aber auch Allgemeinärzte und Rheumatologen bedienen sich dieser Frequenz, um gegen Schiefhals und „Hexenschüsse" vorzugehen.

Beschleunigung der Vernarbung: Frequenzen A und F

Unter Benutzung der Frequenzen A und F ist die Beschleunigung der Vernarbung absolut erstaunlich. Verwendet werden diese Frequenzen vor allem nach Operationen, Keloidbildungen oder chronisch-rezidivierenden Ulcera crurorum.

Schlußwort

Die dank des V.A.S. und der Photoperzeptionsphänomenologie entdeckten Frequenzen nach Nogier finden in der allgemeinen Medizin ihre Anwendung durch den Entstörungseffekt, den man mit einem Behandlungslasergerät erzielen kann.

6. Die Lateralität – deren Störungen und Behandlung

Tagtäglich können wir feststellen, daß manche Leute Links-, andere Rechtshänder sind, ganz wenige dagegen Ambidexter, d.h. daß sie sich beider Hände gleichermaßen bedienen können. 92% der Männer und Frauen sind Rechtshänder: Die Lateralität der Menschen ist ohne Zweifel eine der wichtigsten Komponenten in der Entwicklung des menschlichen Geistes.

Die Aurikulomedizin schenkt den Problemen der Lateralität, deren Störungen und Behandlungen größte Aufmerksamkeit.

6.1 Die Lateralität – Physiologie der zerebralen Hemisphären

Erst mit etwa sechs Jahren wird ein Kind eine eindeutige Lateralität bekommen. Allein um dieses Alter kann man von einem Links- oder Rechtshänder sprechen. Bis zum sechsten Lebensjahr wird sich das Kind gleichermaßen der linken und der rechten Hand bedienen, und nach und nach erst wird es mit einer Seite vorliebnehmen. Nach dem sechsten Lebensjahr wird sich beim Kind Lateralität zeigen und sich enfalten, je nachdem, ob es Rechts- oder Linkshänder ist.

Die Lateralität enspricht der Überlegenheit einer Hemisphäre des Gehirns gegenüber der jeweils anderen.

Linke und rechte Hemisphäre

Das menschliche Wesen hat zwei Hirnhemisphären, die nur anscheinend identisch sind. Jede dieser beiden Hemisphären hat jedoch eine ganz bestimmte Funktion, und deren Rollen sind komplementär zueinander.

Wir wollen nun die umfassenden Funktionen der beiden Hemisphären in Erinnerung bringen, indem wir uns nach dem am häufigsten vorkommenden Rechtshänder richten.

a) Linke Hemisphäre

Lange Zeit wurde diese Hemisphäre als dominierende Hälfte betrachtet.

Seit den Forschungsarbeiten von Broca im auslaufenden vorigen Jahrhundert wissen wir, daß die linke Hemisphäre den Sitz des gesprochenen Wortes birgt. Durch kurzfristige funktionelle „Zerstörungsexperimente" der rechten Hemisphäre wurde es erst möglich, die charakteristischen Fähigkeiten der linken Hemisphäre herauszukristallisieren.

Die sprachlichen Eigenschaften

Diese sind ausgezeichnet. Die linke Hemisphäre ist ja auch der Sitz des Sprachzentrums. Sollte man aber die Funktion der rechten Hemisphäre unterbinden, wird der nunmehr aus linker Hemisphäre bestehende Patient besser artikulieren, sich besser ausdrücken, ohne zu faseln.

Die Hörfähigkeiten

Diese sind sehr stark herabgesetzt. Die linke Hemisphäre ist nicht imstande, zwischen einer weiblichen und einer männlichen Stimme zu unterscheiden. Sämtliche Töne erscheinen ihr ähnlich. Der linkshemisphärischbeherrschte Patient ist unempfindlich für die Tonalität der Stimme seines Gesprächspartners. Andererseits ist unser Patient völlig unfähig, zu singen oder eine Melodie zu erkennen.

Die visuellen Fähigkeiten

Auch diese sind herabgesetzt. Das „linkshemisphärgesteuerte" Subjekt ist nicht imstande, geometrische Figuren zusammenzustellen, ebenso kann es keine vorgegebene Zeichnung nachzeichnen.

Die emotionelle Ebene

Die linke Hemisphäre ist etwas verspielter und geselliger. Die emotionelle Lage ist verbessert, und der Patient ist sich seiner Störungen vollkommen bewußt.

b) Rechte Hemisphäre

Erst seit 1959 ist man einhellig der Meinung, daß die rechte Hemisphäre kein „Untergehirn" ist. Die rechte Hemisphäre war lange Zeit als eine dominierte Gehirnhälfte betrachtet worden. Die rechte Hemisphäre hat vielmehr überlegene Fähigkeiten im Bereich des Sehvermögens, der Wahrnehmung und Erkennung von Formen sowie im Bereich der Musik. Sollte die linke Hemisphäre neutralisiert werden, wird der rechtshemisphärisch gesteuerte Patient in einer ganz spezifischen Art und Weise reagieren:

Die sprachlichen Fähigkeiten

sind sehr stark herabgesetzt. Die Aussprache ist schlecht, und das Verständnis für abstrakte Kunst ist vermindert. Der Patient versteht die Worte schlecht, spricht wenig und mit reicher Gestik.

Die Hörfähigkeiten

sind verbessert. Die rechte Hemisphäre erkennt die Stimmen, die Modulierung, Musikstücke und Melodien.

Die visuellen Fähigkeiten

sind erhalten. Die rechte Hemisphäre erkennt die geometrischen Formen.

Die emotionelle Lage

ist beeinträchtigt. Die rechte Hemisphäre ist griesgrämig, mürrisch, pessimistisch, aufrührig und reizbar.

Schematisch betrachtet ist es möglich zu behaupten, daß die linke Hemisphäre eine logisch-analytische und abstrakte Gedankenweise leitet, daß die rechte Hemisphäre hingegen eine affektive, visuelle, konkrete Verarbeitung aufzuweisen imstande ist. Was wir heute wissen, wurde bereits im vorigen Jahrhundert von Pavlov formuliert:

„Es gibt zwei Arten von Menschen: die Denker und die Künstler..."

Funktionsweise beider Hemisphären

Die beiden Gehirnhälften sind miteinander durch die interhemisphärischen Fasern verbunden. Wenn ein Individuum seine Umwelt wahrnimmt, werden die ankommenden Informationen streng getrennt von jeder Hemisphäre verarbeitet, und zwar entsprechend der Art und Spezifität der jeweiligen Hemisphäre. Jede Gehirnhälfte wird also ihre eigenen Informationen und ihr eigenes Gedächtnis speichern. Die eine Hemisphäre erfährt die Welt in ihrem Reichtum, die andere analysiert sie. Wenn beide Hemisphären miteinander richtig verbunden sind und harmonisch zusammenarbeiten, wird das Individuum ausgeglichen und leistungsfähig. Es wird von der Welt eine den Tatsachen entsprechende Vorstellung haben.

Wie erfährt man, ob ein Patient links- oder rechtshemisphärisch ist?

Glücklicherweise sind die meisten Menschen richtig lateralisiert. Bei ca. 10-20% der Patienten gibt es Lateralitätsstörungen, die ein Mehr an Untersuchungen erfordern und dadurch den Arzt zu folgenden Tests veranlassen:

Die Leithand

Leider ist dies nicht der aussagekräftigste Test. Viele Linkshänder schreiben mit der rechten Hand, sei es durch Nachahmungstrieb oder durch Umerziehung.

Der Leitfuß

Die Angabe des Patienten, mit welchem Fuß er einen Ball schießt, wird lediglich als Hinweis hingenommen, um die Lateralität zu bestimmen, hat jedoch keinen absoluten Wert.

Das Leitauge

Hier ist die Angabe richtungweisend. Das Auge hat erfahrungsgemäß einen verläßlichen Aussagewert.

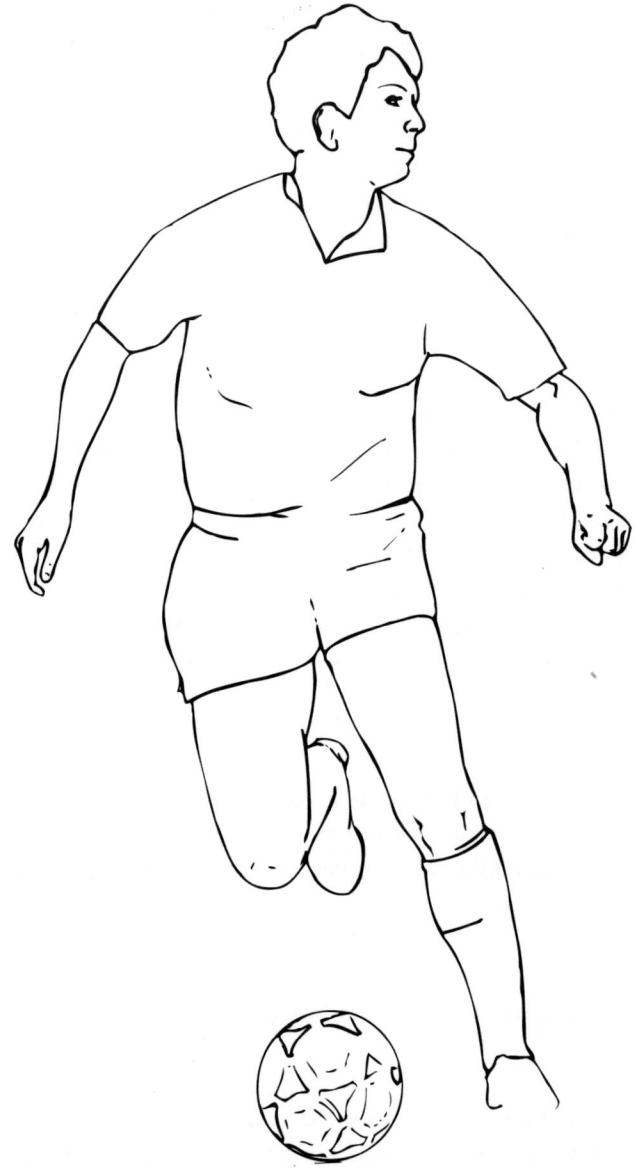

Abb. 28: Suche nach dem Leitfuß.

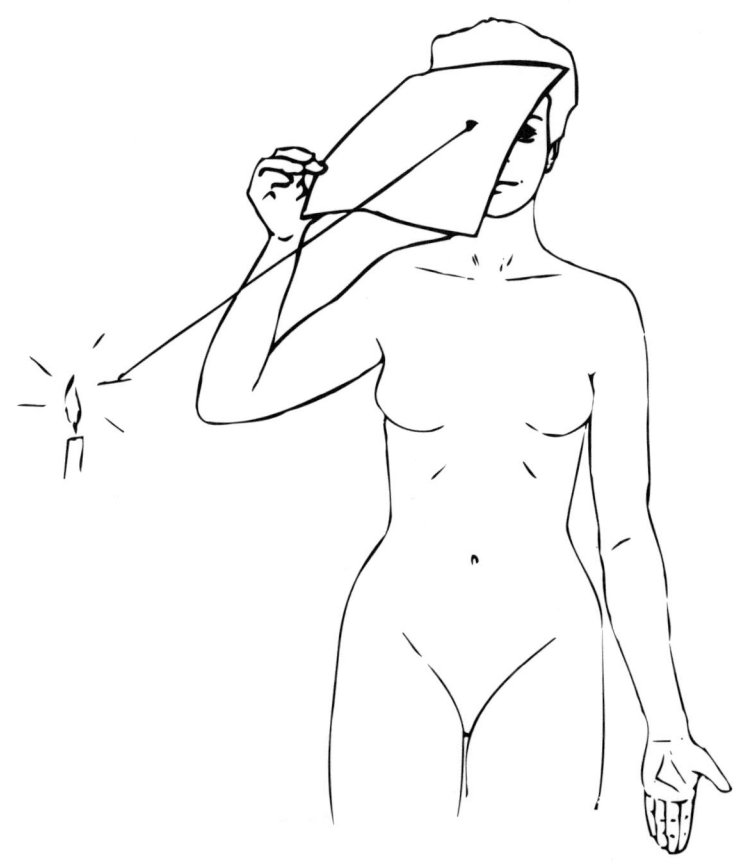

Abb. 29: Suche nach dem Leitauge.

Die funktionellen Tests

Sie sind zahlreich und mannigfaltig, erlauben jedoch lediglich, einen Verdacht über die verhinderte Lateralität eines Individuums zu schöpfen:

– das Händeklatschen,
– das Verschränken der Arme,
– der Schutzbewegungsreflex,
– der Taschensuchtest.

Der Augenabweichungstest

Dieser Test ist äußerst wichtig und erlaubt es, wenn er in Ruhe durchgeführt wird, einen Rechtshänder von einem Linkshänder mit großer Wahrscheinlichkeit zu unterscheiden. Dieser Test beurteilt die Augenbewegungen. *Man weiß aus Erfahrung, daß die Augen sich zu jener entgegengesetzten Seite der arbeitenden Gehirnhälfte bewegen.*

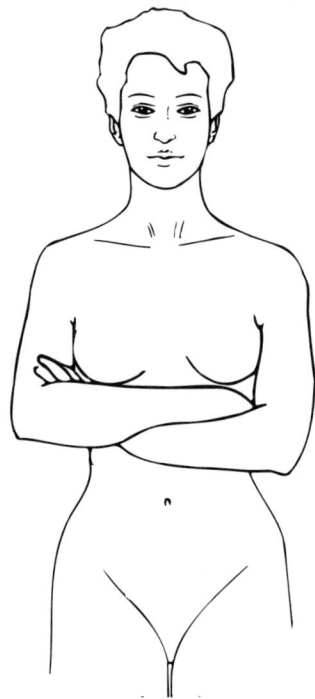

Abb. 30: Test der verschränkten Arme.

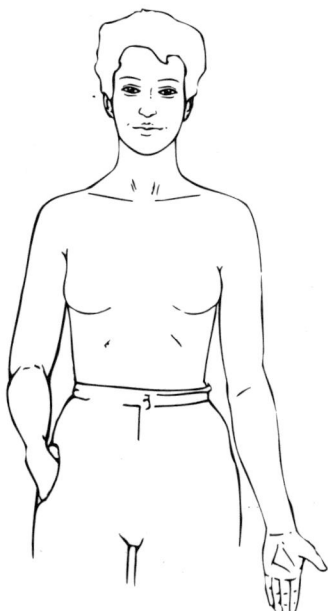

Abb. 31: Taschensuchtest: Auf natürliche Weise steckt der Linkshänder die für ihn wichtigen Gegenstände in die linke Tasche (Schlüssel, Geldbörse). Der Rechtshänder steckt sie in die rechte Tasche.

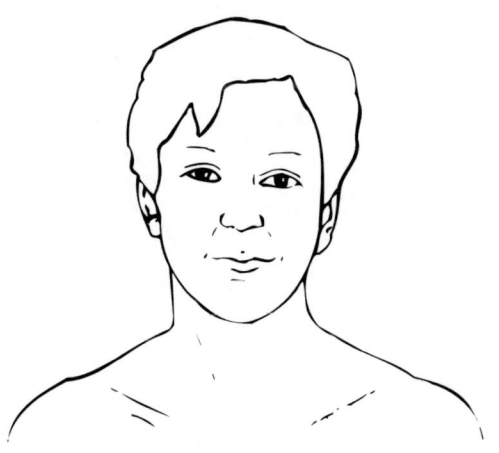

Abb. 32: Neutrale Augenrichtung des Patienten.

69

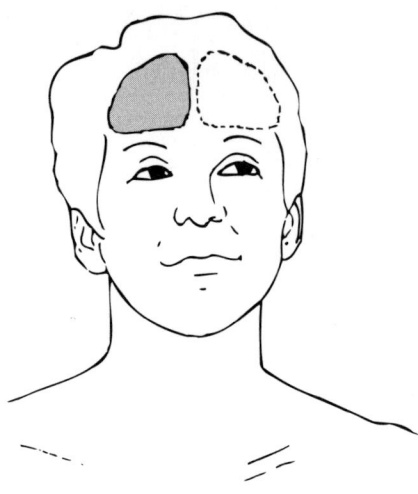

Abb. 33: Die Augen weichen lateral zur entgegengesetzten Seite der arbeitenden Hemisphäre. Bei dem Rechtshänder: affektive, irrationale Gedanken.

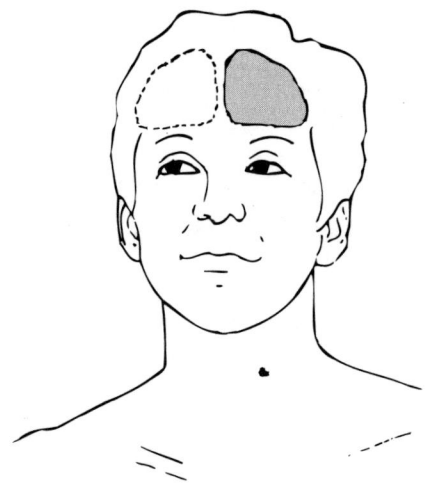

Abb. 34: Auf natürliche Weise weichen die Augen zur entgegensetzten Seite der augenblicklich arbeitenden Gehirnhälfte. Bei dem Rechtshänder: mathematischer Gedankengang.

Wenn ein Patient mit seiner rechten Hemisphäre arbeitet, weichen seine Augen nach links. Arbeitet er hingegen mit der linken Hemisphäre, weichen seine Augen nach rechts.

Der Test wird daher daraus bestehen, dem Patienten Fragen affektiver Natur (beherrschte Gehirnhälfte) und mathematischer Natur (betrifft dominierende Hemisphäre) zu stellen.

Die Abweichungen der Patientenaugen werden uns genaue Angaben über die augenblicklich arbeitende Gehirnhälfte machen.

Man muß dem Patienten verschiedene Fragen stellen. Hier sind einige Beispiele:

Beispiel beim Rechtshänder:
– 12x13? Linke Hemisphäre – Augen weichen nach rechts ab.
– Welches sind Ihre Lieblingsfarben? Rechte Hemisphäre – Augen weichen nach links ab.
– Wie hoch ist Ihr Jahreseinkommen? Linke Hemisphäre – Augen weichen nach rechts ab.
– Wie alt ist Ihr Chef? – Linke oder rechte Hemisphäre – Augen nach links oder nach rechts ab.
– usw.

Dieser Test muß unter ruhigen Bedingungen durchgeführt werden: Der Patient muß einem gegenüberstehen oder -sitzen und darf nicht von der Seite her betrachtet werden.

Die Lateralitätstests in der Aurikulomedizin:
Verwendung des DB 165
Die Photoperzeption erlaubt es uns mit großer Genauigkeit, die Lateralität des Patienten und deren Störungen zu untersuchen.

Wir unterteilen die Hautoberfläche in vier Zonen:
– die linke Stirnhälfte,
– die rechte Stirnhälfte,
– der linke Hemikörper,
– der rechte Hemikörper.

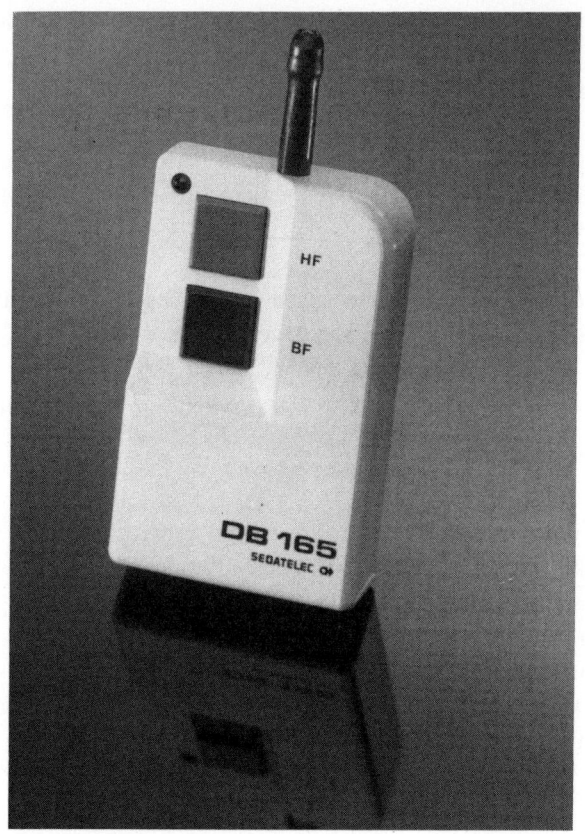

Abb. 35: DB 165 ® (SEDATELEC).

Physiologisch betrachtet, haben die Areale linke Stirnhälfte-rechter Hemikörper, rechte Stirnhälfte – linker Hemikörper ähnliche Reaktionen.

Bei dem Rechtshänder: Die Stimulation der Areale linke Stirnhälfterechter Hemikörper durch eine pulsierende Lichtquelle von ca. 4 HZ Niederfrequenz wird ein positives V.A.S. zur Folge haben.

Die Stimulation der Areale rechte Stirnhälfte – linker Hemikörper durch eine pulsierende Lichtquelle mit ca. 9,2 Hz Niederfrequenz wird ein positives V.A.S. auslösen.

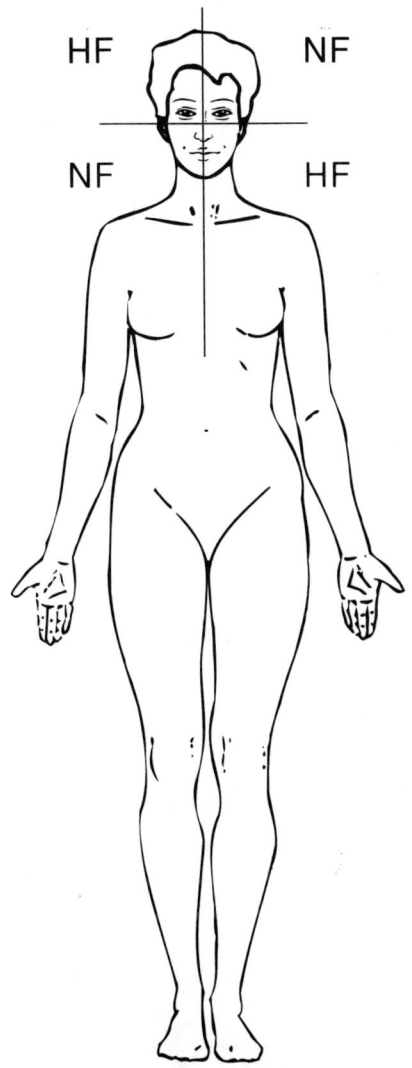

Abb. 36: Regelgerechter Rechtshänder.

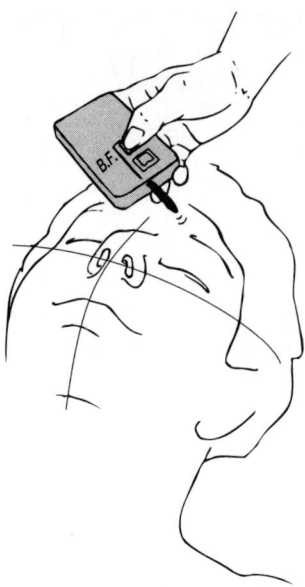

Abb. 37: Beim Rechtshänder löst die niederfrequente Bestrahlung der linken Stirnhälfte ein V.A.S.-Phänomen aus.

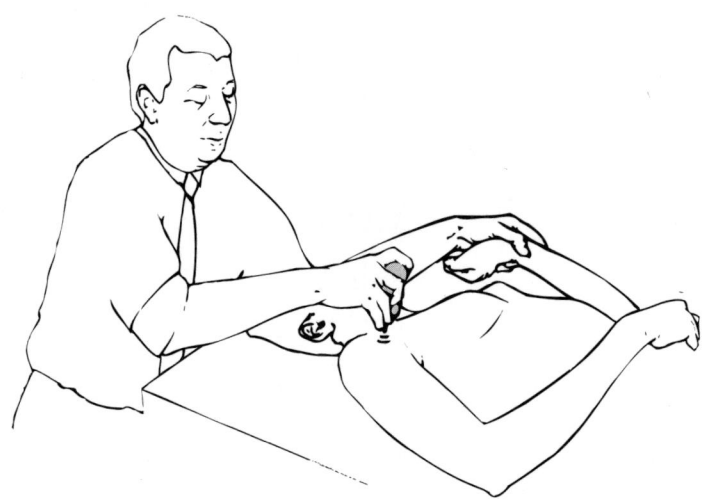

Abb 38: Bei dem Rechtshänder löst die Stimulation mit niederfrequentem Rotlicht ein V.A.S.-Phänomen aus.

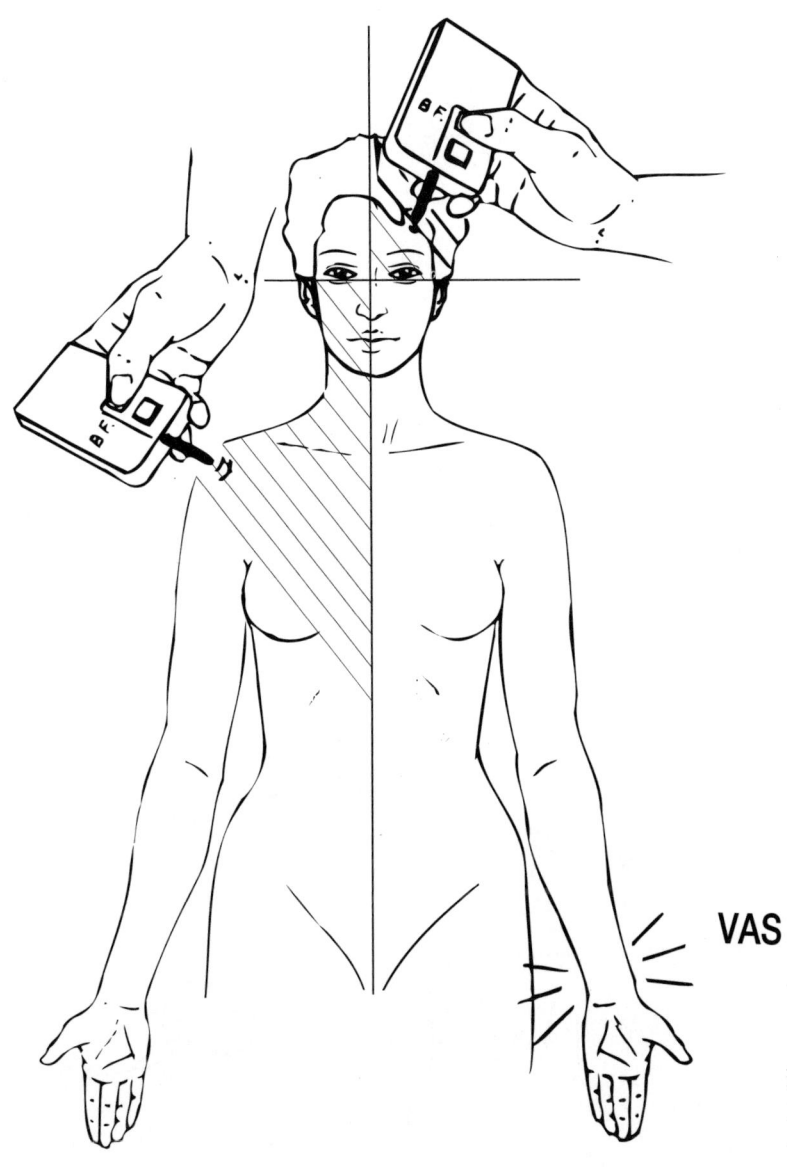

VAS

Abb. 39: Beim Rechtshänder löst die niederfrequente Stimulation der linken Stirnhälfte sowie des rechten Hemikörpers eine Gefäßreaktion aus.

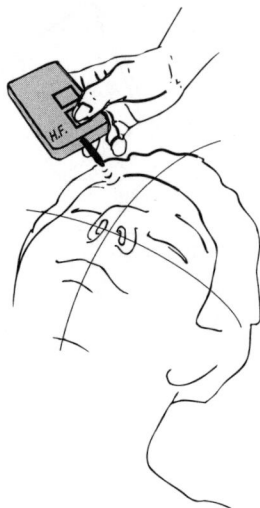

Abb. 40: Anwendung des DB 165. Bestrahlung mit hochfrequentem Rotlicht auf die rechte Stirn-hälfte löst beim Rechtshänder ein V.A.S.-Phänomen aus.

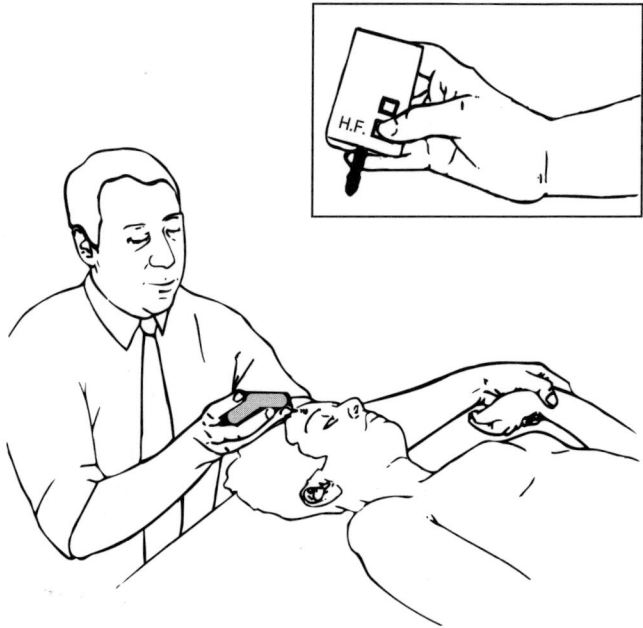

Abb. 41: Hochfrequenzbestrahlung auf die rechte Stirnhälfte. Bei dem Rechtshänder löst diese Photostimulation ein V.A.S..-Phänomen aus.

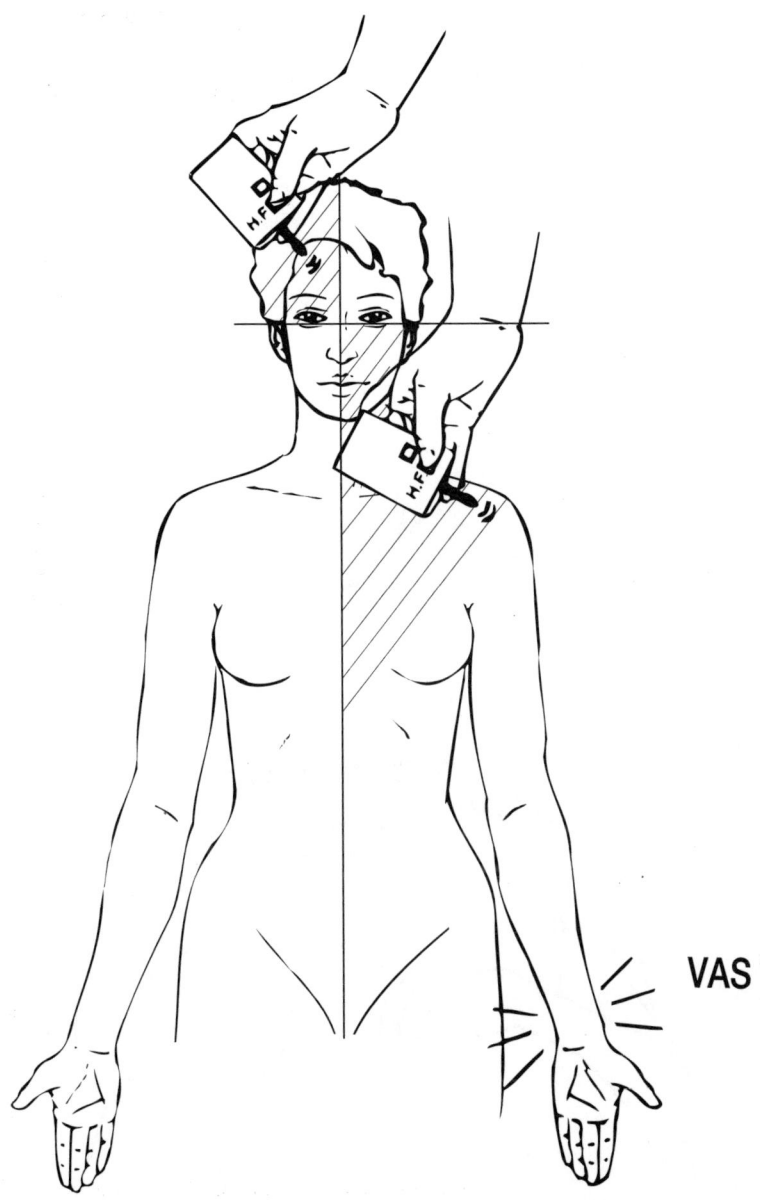

Abb. 42: Beim Rechtshänder löst die Hochfrequenzbestrahlung auf die rechte Stirnhälfte sowie linken Hemikörper ein V.A.S.-Phänomen aus.

77

Handelt es sich um einen Linkshänder, sind die Reaktionen spiegelbildlich umgekehrt.

Man könnte zusammenfassend sagen, daß unter normalen Umständen die Aktivität der dominierenden Gehirnhälfte einer niederfrequenten Photoperzeption auf dem entsprechenden Hautareal entspricht (linke Stirnhälfte, rechter Hemikörper) und daß die rechtshemisphärische Aktivität eine Hochfrequenz-Photoperzeption zur Folge hat.

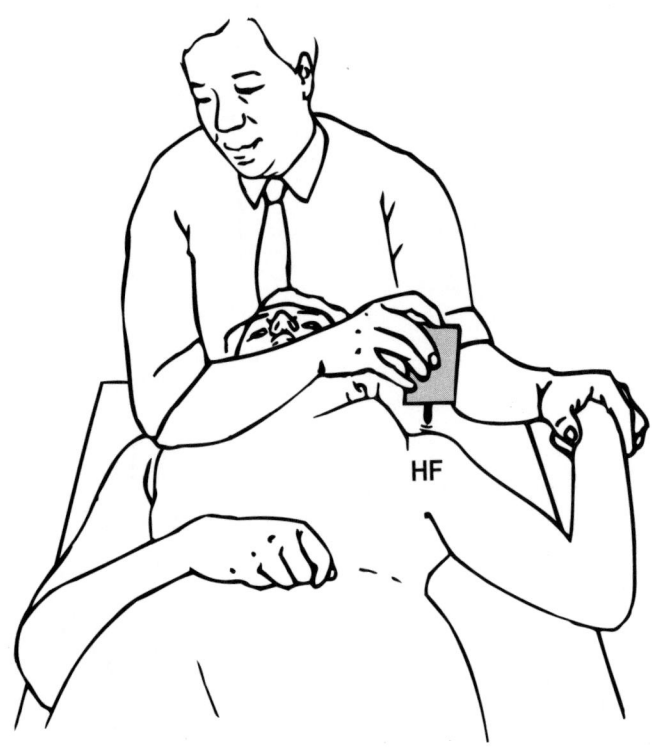

Abb. 43: Bei dem Rechtshänder löst die Stimulation des linken Hemikörpers durch hochfrequentes Rotlicht ein V.A.S.-Phänomen aus.

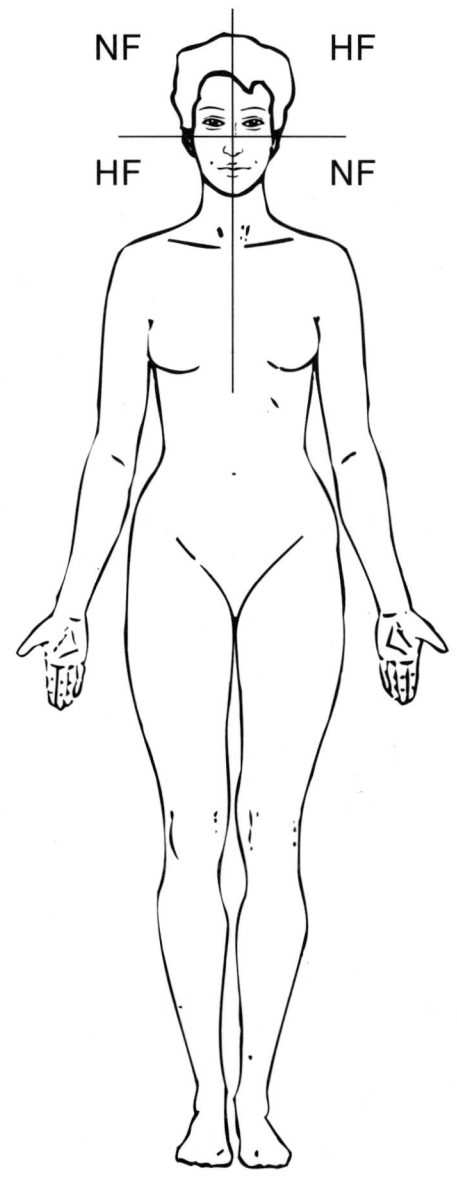

Abb. 44: Nicht umgelernter Linkshänder.

6.2 Die Lateralitätsstörungen

Sie sind zahlreich und verschiedenartig, manchmal sehr schwierig aufzuspüren. Die Behandlung ist mitunter einfach. Als Gemeinsamkeit weisen sie
funktionelle Störungen auf.

6.2.1 Der verhinderte Linkshänder

Es handelt sich um einen männlichen Patienten, der zu verschiedenen
Lebensabschnitten in die Sprechstunde kommt. Es handelt sich um einen
ursprünglich linkshändigen Menschen, den man gezwungen hat, sich seiner
rechten Hand zu bedienen. Dieser Kranke (denn das ist er ohne Zweifel)
wird auf der hemisphärischen Ebene unter einer Disharmonie leiden. Er
wird mit der dominierten Hälfte seines Gehirns arbeiten und wird daher
irrational, künstlerisch und emotiv sein. Der Arzt wird ihm an drei verschiedenen Lebensabschnitten bevorzugt begegnen:

6 bis 12 Jahre:

Das Kind wird von der Mutter zum Arzt gebracht wegen affektiver, schu-
lischer oder medizinischer Störungen:

- affektive Störungen:
  - Neigung zu Wutausbrüchen,
  - Neigung zu Eifersucht,
  - übertriebenes Zuwendungsbedürfnis,
  - übermäßige Erregbarkeit.
- schulische Störungen:
  - Dyslexie,
  - Dysorthographie,
  - Dyskalkulie,
  - Konzentrationsmangel,
  - Stottern,
  - Gedächtnisstörungen.
- Gesundheitsstörungen:
  - atopisches Ekzem.

18 bis 20 Jahre:

Der junge Mann wird wegen Erregbarkeitsstörungen den Arzt aufsuchen:

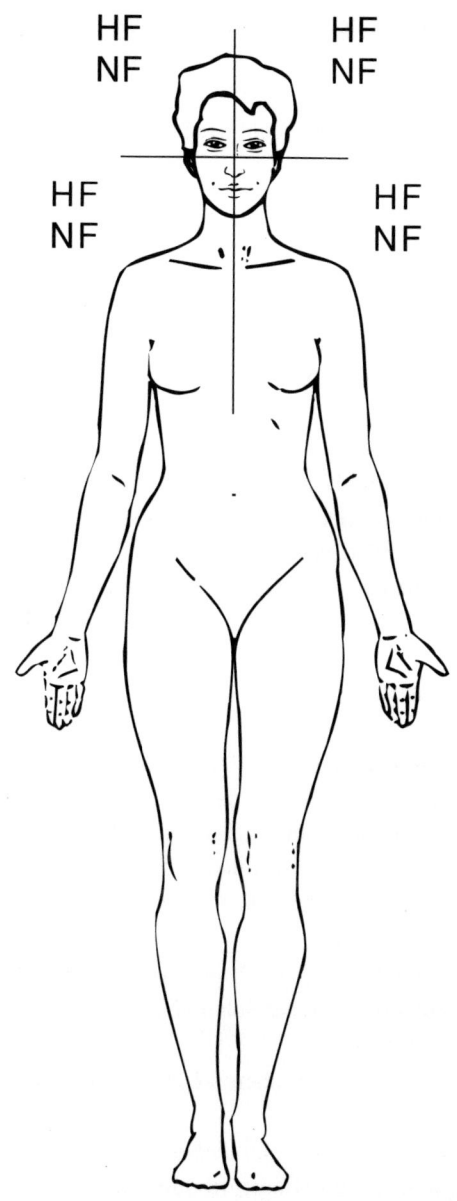

Abb. 45: Typischer Fall einer verhinderten Lateralität.

Angst, Übererregbarkeit bei Prüfungen, Herzrasen, Obstipation, schlechte Schulleistungen.

40 bis 45 Jahre:

Aus medizinischen Gründen sucht der Patient, der im Leben versagt hat, den Arzt auf:
- Magengeschwüre,
- Diabetes,
- Psoriasis, Ekzem,
- Lebensunlust.

Bei der Erhebung der Anamnese wird der Mann angeben, daß er unfähig ist, im Leben eine Entscheidung zu treffen (und dies mit gutem Grund), daß sein Berufsleben ein Fiasko und sein seelisch-affektives Privatleben eine einzige Katastrophe ist.

Tatsächlich wird der verhinderte Linkshänder – da er nicht imstande ist, sich nach seiner richtigen Gehirnhälfte zu richten – seine technischen Angelegenheiten mit einer affektiven Hemisphäre und die affektiven Angelegenheiten mit einer mathematischen Gehirnhälfte behandeln. In allen Bereichen seines Lebens hat er falsch gehandelt. Jahrelang hat er dieses Ungleichgewicht ausgeglichen, und um die 40 Jahre erscheint eine Dekompensation in der Form eines gesundheitlichen Symptoms.

Klinische Diagnose
- Es handelt sich in den meisten Fällen um einen männlichen Patienten,
- Bei der Befragung hat der Patient manchmal Schwierigkeiten, sich auszudrücken und bewegt dabei sehr viel die linke Hand,
- Bei mathematischen Aufgaben weichen die Augen nach links ab,
- Bei affektiven Fragen weichen die Augen nach rechts ab.

Bei der Körperuntersuchung

Häufig ist die linke Schulter niedriger als die rechte. Erfahrungsgemäß hat sich gezeigt, daß die niedrigere Schulter im allgemeinen jene der wahren Lateralität des Patienten ist.

Die Muskelkraft der rechten oberen Extremität ist häufig mit jener der linken identisch.

Bei der aurikulomedizinischen Untersuchung

Die Hochfrequenzen und Niedrigfrequenzen sind sehr häufig gestört. Konstant ist jedoch die Tatsache, daß man die Hochfrequenzen auf der linken Stirnhälfte und die niedrigen Frequenzen mitunter auf der rechten Stirnhälfte vorfindet.

82

Es ist lediglich die Summe aller Untersuchungen, die mit an Sicherheit grenzender Wahrscheinlichkeit behaupten läßt, ob ein Patient in seiner Lateralität gestört ist oder nicht.

6.2.2 Zerebrale Lateralitätsblockierung bei dem Rechtshänder

Man nennt zentrale Lateralitätsblockierung jede Störung der Lateralität, die mit einer Verminderung der linkshemisphärischen Aktivität zugunsten der rechtshemisphärischen Aktivität einhergeht.

Im allgemeinen handelt es sich um Rechts- oder Linkshänder, die normalerweise eine richtige Lateralität besitzen, doch nach einem ganz bestimmten Ereignis, eine rechtshemisphärische dominante Aktivität für den Rechtshändigen und links für den Linkshändigen aufweisen.

a) Auslösende Faktoren

Traumatische Ursachen

- Schädelhirntraumen: Im allgemeinen sind die Schädelhirntraumen mit Bewußtseinsverlust, Verhaltensstörungen gefolgt (Depressionen, Schwermut, suizidale Tendenzen), die auf eine Lateralitätsblockierung zurückzuführen sind.
- Wirbelsäulentraumen: zervikale Verletzungen, Stürze auf das Steißbein.

Psychische Ursachen

- Die schweren psychischen Traumen (Ableben eines nahen Verwandten, Scheidung, Schwangerschaftsunterbrechung, Arbeitsplatzverlust),
- Die wiederholten Mikrotraumen (schwieriger Ehealltag, Demütigungen am Arbeitsplatz usw.).

Allgemeine Ursachen

Multiple Sklerose, Virushepatitiden, Tuberkulose.

Medikamenteninduzierte sowie toxische Ursachen

Gewisse Substanzen werden Lateralitätsstörungen, sei es auf direktem oder auch auf indirektem Weg durch Entwöhnung, verursachen.

Direkte Wirkung:

- Neuroleptika und Antidepressiva.
- Anafranil: Die Einnahme des Medikaments zieht sehr rasch eine Herabsetzung der linkshemisphärischen Aktivität nach sich.
- Haschisch und Heroin.

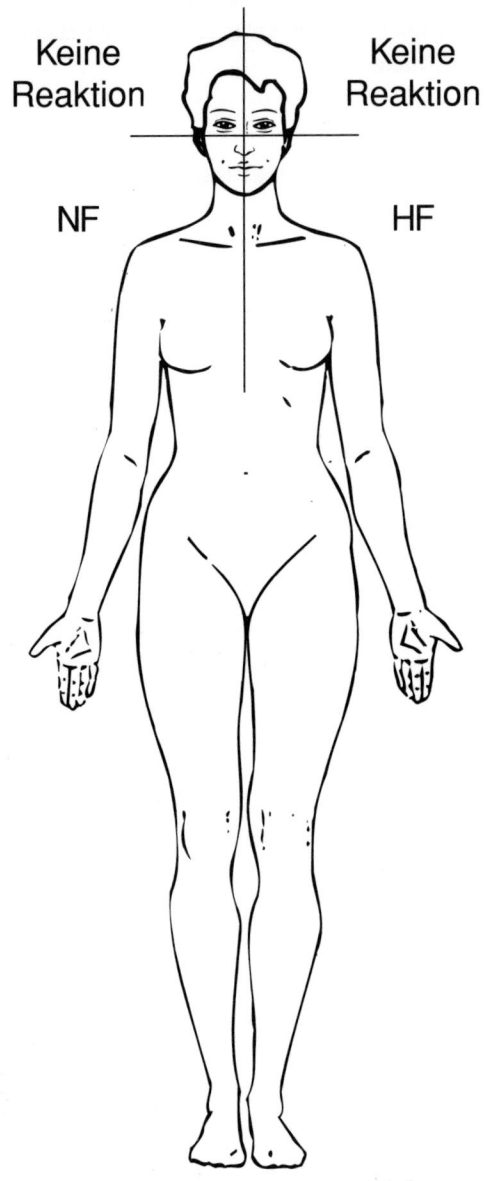

Abb. 46: Klinische Beobachtung bei einer Medikation mit Neuroleptika oder auch mit Opiaten oder Opioiden.

Entwöhnungseffekt:
- Der Nikotinentzug sowie der von Benzodiazepinderivaten zieht sehr rasch eine übermäßige Aktivität der rechten Hemisphäre nach sich, wodurch schwere Störungen entstehen: depressiver Zustand, Müdigkeit usw.

Berufliche und persönliche Ursachen

Bestimmte Berufe werden eine übermäßige Aktivität der dominanten Hemisphäre verursachen und dadurch die affektiven Fähigkeiten des Subjektes entfalten:

- die Künstler: − Musiker,
  − Maler,
  − Schauspieler...
- manche „Männer des Gebetes", falls das Gebet nicht von einer intelligenten Überlegung begleitet, sondern rein sensitiv ist.

Bei Patienten, die ihre rechtshemisphärischen Fähigkeiten extrem entwickeln, kann es vorkommen, daß diese Hyperaktivität ein normales Funktionieren der linken Hemisphäre hemmt und bei der Person über die Norm hinaus Störungen hervorruft. Dies gilt für die Rechtshänder. Umgekehrt ist dies auch für Linkshänder gültig.

b) Konsequenzen einer Blockierung

Blockierung geringeren Ausmaßes:
- Konzentrationsstörungen
- Gedächtnisstörungen
- Schlafstörungen
- Müdigkeit

Mittlere Blockierung:
- starke Reizbarkeit
- leichte Depressivität
- Regelstörung bei der Frau
- funktionelle Sterilität
- Erektionsstörungen
- funktionelle Störungen:
  Ekzeme
  Asthma
  Obstipation

Tiefliegende Blockierung:
- tiefliegende Depressivität

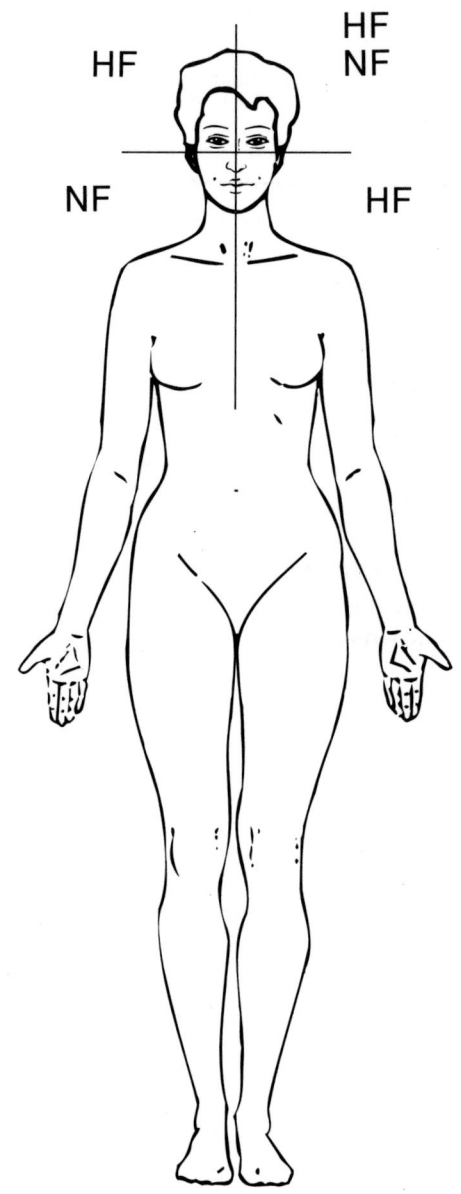

Abb. 47: Geringfügige zentrale Blockierung.

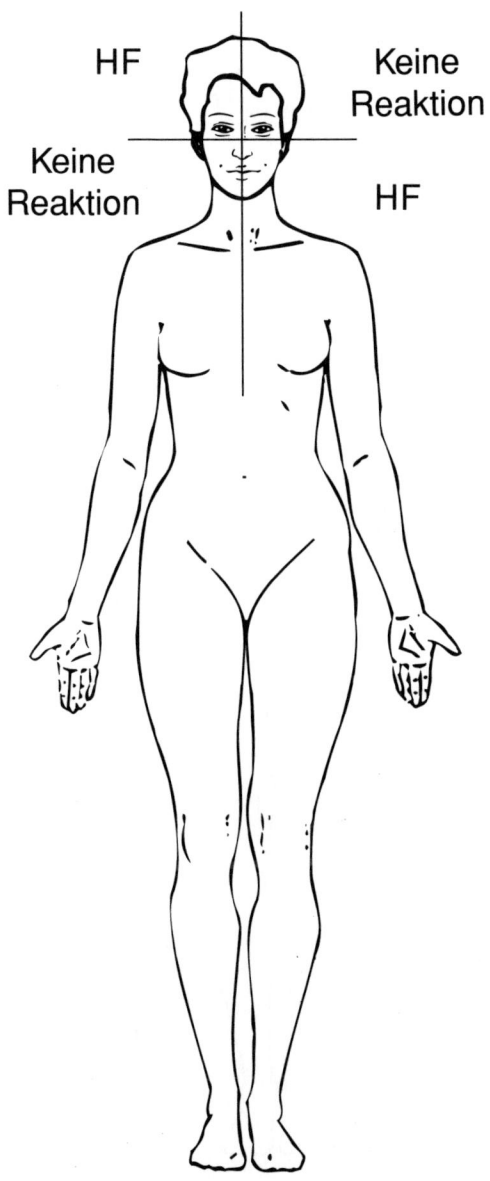

Abb. 48: Mäßige zentrale Blockierung, wie sie bei einer Anafranilbehandlung beobachtet werden kann.

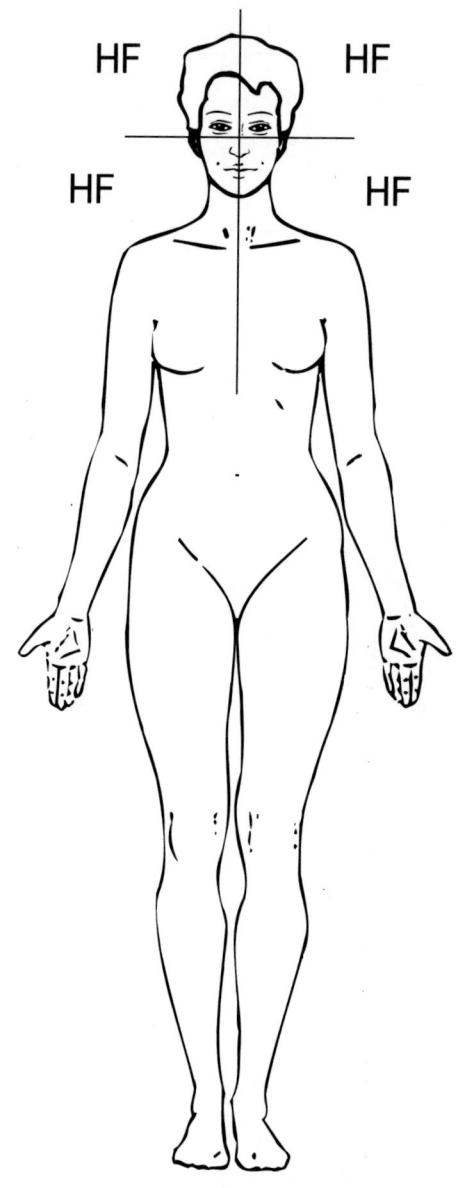

Abb. 49: Tiefe Blockierung: Keinerlei Photoperzeption der Niederfrequenzen wird registriert.

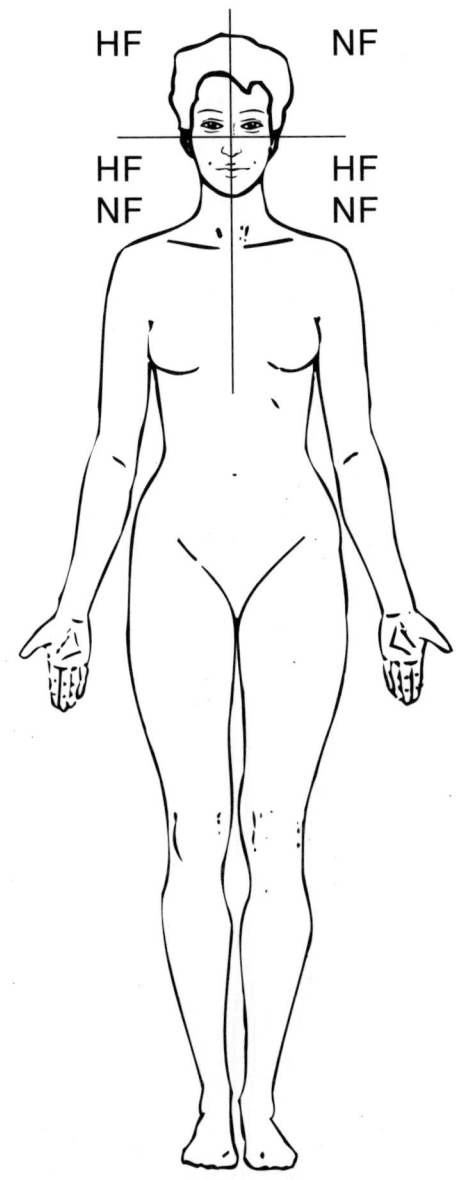

Abb. 50: Periphere Blockierung, häufig Ausdruck einer hochgelegenen zervikalen Störung.

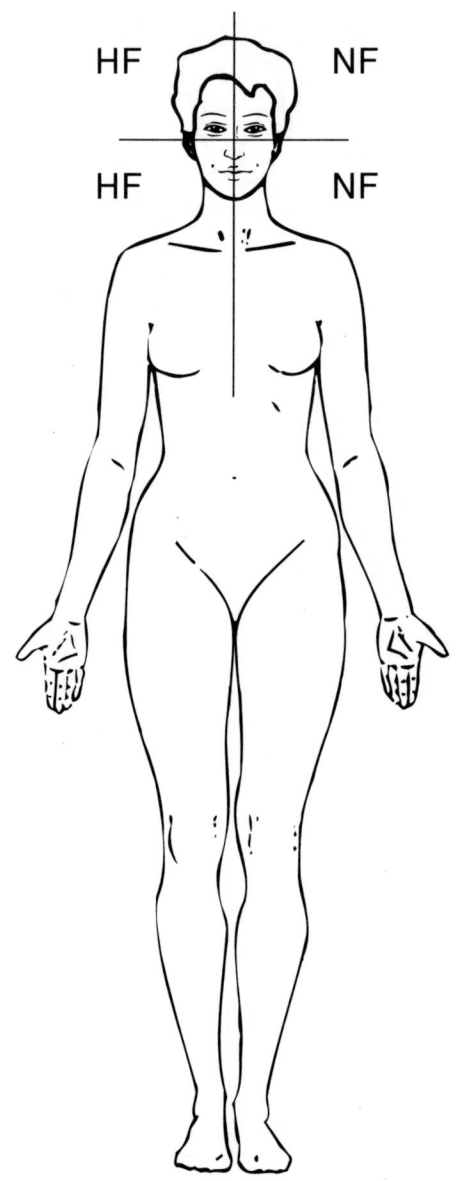

Abb. 51: Periphere Blockierung. Zeichen einer zervikalen Störung.

90

- schwere Schlafstörungen
- Gedächtnisverlust
- „Gefühl des leeren Kopfes"
- fehlender intellektueller Antrieb
- funktionelle Störungen

c) Diagnose einer Lateralitätsblockierung

1. Bei der Befragung kommt sehr schnell von seiten des Patienten die auslösende Ursache zum Vorschein. Wenn eine genaue Zeitangabe gemacht wird, ist dies ein wichtiger Hinweis, um eine Lateralitätsblockierung zu verdächtigen.
2. Bei der Untersuchung des Patienten ist die Augenabweichungsuntersuchung sehr häufig gestört. Der Patient hat größte Schwierigkeiten, im Kopf zu rechnen. Die Augenabweichung geht immer in dieselbe Richtung, welche Fragen auch immer gestellt werden:
   beim Linkshänder nach rechts,
   beim Rechtshänder nach links.
3. Die kutane Photoperzeption, die wir mit dem DB 165 untersuchen, ist sehr aussagekräftig:

Geringfügige Blockierung:
Veränderungen der Hochfrequenzen. Die Niederfrequenzen werden auf ihren gewöhnlichen Arealen vorgefunden, die Hochfrequenzen hingegen sind ebenfalls auf den Niederfrequenzen-Arealen reagibel, d.h., daß ein V.A.S. wahrgenommen werden kann.

Blockierung mittleren Grades:
Die Hochfrequenzen werden auf ihren gewöhnlichen Arealen vorgefunden.

Die Niederfrequenzen werden auf der linken Stirnhälfte nicht mehr nachgewiesen.

Tiefe Blockierung:
Sämtliche Frequenzen, die man auf die Hautoberfläche projiziert, werden als Hochfrequenz interpretiert.

6.3 Periphere Blockierung der Lateralität

Die peripheren Lateralitätsblockierungen ergeben spezifische pathologische Bilder, die durch Veränderungen bzw. Störungen in der Wirbelsäule und ganz besonders im HWS-Bereich verursacht werden.

Die Photoperzeption an der Haut ist auf der Stirnebene normal. Auf dem Halbkörper hingegen ist die Störung der Photoperzeption deutlich nachzuweisen.

Diese Erkrankungen dürfen ausschließlich kausal behandelt werden. Entweder durch vertebrale Manipulation oder aber durch Ohrreflexotherapie.

6.4 Behandlung der verhinderten Lateralität

Unglücklicherweise ist die Behandlung der verhinderten Linkshänder nie richtig zufriedenstellend. Daher ist es sowohl für den Arzt als auch für den Patienten unbedingt erforderlich, die Behandlung Jahre hindurch weiterzuführen. Die Behandlung des verhinderten Linkshänders ist eher palliativ als vollkommen kurativ.

Diese Therapie besteht darin, jene Ohrpunkte zu stimulieren, die die kutane Photoperzeption verbessern (E-Punkte), sowie jene Punkte, die die Fasern, welche die beiden Hemisphären verbinden, stimulieren können. Punkte des Tragus (siehe auch Kapitel „Behandlung", S. 110).

Diese Behandlung sollte zweimonatlich durchgeführt werden, wobei nach jeder Sitzung mit Hilfe des DB 165 die Qualität der Photoperzeption neu überprüft werden sollte.

Behandlung der Blockierungen

Ursächliche Behandlung:

Wenn man eine besondere Ätiologie bzw. Krankengeschichte kennt, ist es notwendig, diese in die Behandlung einzuschließen:

– Virushepatitis,
– Nachwirkungen einer Tuberkuloseerkrankung,
– Multiple Sklerose,
– psychische Narben.

Manchmal ist diese ätiologische Behandlung ausreichend, und sobald die Reflexbehandlung beendet ist, normalisiert sich die Photoperzeption.

Behandlung allgemeiner Natur:

Wenn keine besondere Ursache für die Pathologie gefunden werden kann, sollte diese Art von Therapie angewandt werden:

– die E-Punkte,
– die Tragus-Punkte.

Schlußwort

Verschiedenartige Erkrankungen wie psychische, persönlichkeits- und neurovegetativ bedingte Störungen werden der Lateralitätsstörung zugeschrieben. Die Aurikulomedizin erlaubt es, eine richtige Diagnose zu stellen und anschließend die entsprechenden therapeutischen Ansätze anzuwenden.

7. Über die Beeinflussung der kutanen Photoperzeption

Die Photoperzeption wird durch zahlreiche Faktoren beeinflußt. Wie wir bereits gesehen haben, kann die Ernährungsweise die Photoperzeption destabilisieren. Auch einzelne chemische Moleküle sind imstande, solche Störungen hervorzurufen. In der klinischen Praxis verwenden wir allgemeine therapeutische, lokale Techniken an der Haut oder auch häufig reflexotherapeutische Maßnahmen wie die Aurikulotherapie, um die Photoperzeption zu beeinflussen.

In diesem Buch möchte ich aber nicht sämtliche Behandlungstechniken beschreiben. Diese sollen in einem weiteren Buch beschrieben werden. Ich möchte hier lediglich einige Möglichkeiten aufzeigen für diejenigen Therapeuten, die dieser Technik noch nicht kundig sind.

7.1 Behandlung über elektromagnetische Felder an der Haut

In der Aurikulomedizin verwenden wir vornehmlich zwei Arten von Behandlungen.

7.1.1 Die Stimulation der gesamten Hautoberfläche durch 9 Hz pulsierende Weißlichtquellen: Das Theralight

Die Hauptindikation für diese Behandlung ist die akute Depression. Tatsächlich wissen wir, daß beim Kaninchen die Hautstimulation durch ein pulsierendes Weißlicht eine übermäßige Ausschüttung von Dopamin zur Folge hat. Wir wissen auch, daß die Ausschüttung dieses Neurotransmitters bei reaktiven Depressionen und Störungen der Affektivität stark gestört ist. Daher bieten wir jenen Kranken, die unter Antriebslosigkeit bzw. leicht

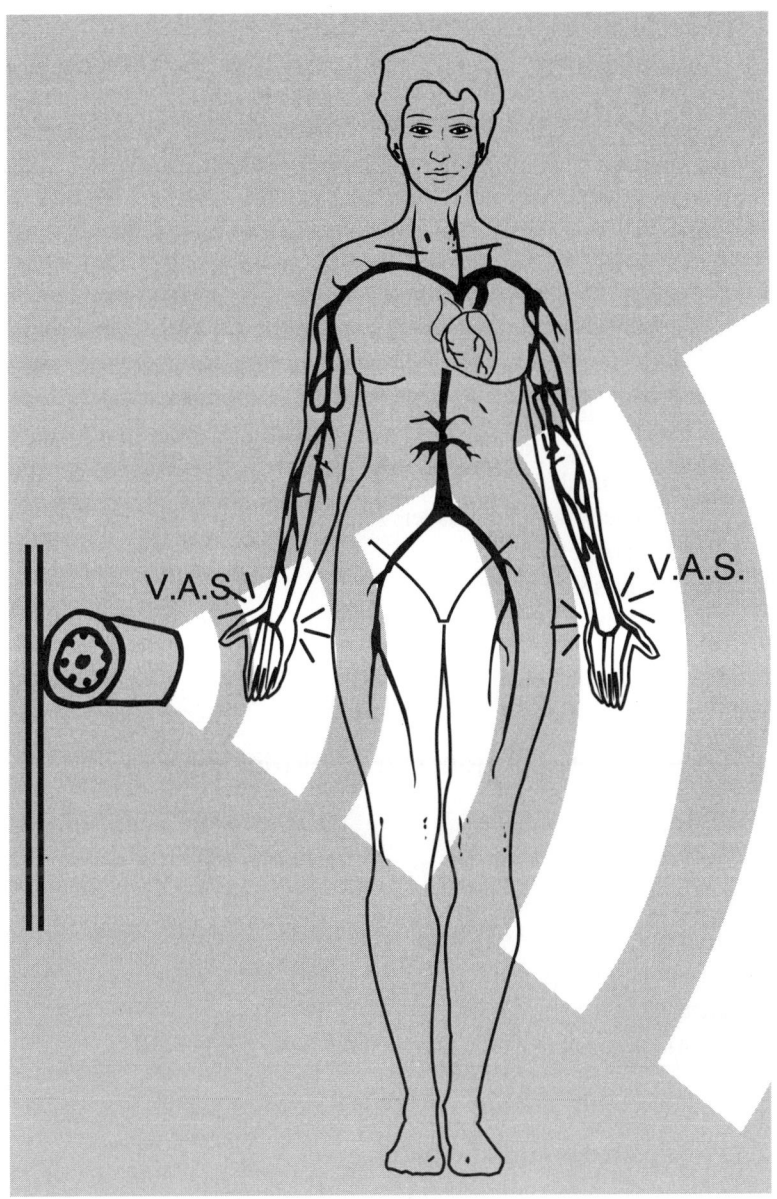

Abb. 52: Behandlung reaktiver Neurosen durch Hautstimulierung durch pulsiertes Licht (Thera-light R).

95

depressiver Erkrankung leiden, folgende Therapie an, die eine medikamentö-
se Therapie ersetzt: Bei verbundenen Augen wird ein Weißlicht mit 9 Zy-
klen pro Sekunden auf die gesamte Hautoberfläche pulsiert. Diese Therapie
wird täglich während der kritischen Zeit 10 Minuten lang durchgeführt.

Diese Therapie kann mit Hilfe eines hierfür geschaffenen Gerätes ausgeführt werden: **das Theralight.**

So kann der Patient einmal wöchentlich in der Praxis behandelt werden.

7.1.2 Lokale Therapie an der Haut

Die Behandlung der toxischen Narben:
Diese Behandlung wird wöchentlich mit Hilfe eines Infrarotlasers durchgeführt, dessen Strahl über die in Frage kommende Narbe bzw. Vernarbung
geführt wird. Die Behandlung dauert zwei Minuten und wird mit Frequenzen A und F durchgeführt.
Die Entstörbehandlung:
Diese Behandlung wurde bereits vorstehend in diesem Buch erwähnt.

7.2 Reflexbehandlungen: Die Aurikulotherapie

Der beste Weg, um die kutane Photoperzeption zu beeinflussen, ist, die
Ohrmuschel zu behandeln.
Definition:
Aurikulotherapie ist eine Reflexmethode, die die Ohrmuschel zu thera-
peutischen Zwecken verwendet.
Die Aurikulomedizin wurde durch Paul Nogier 1951 entdeckt.

7.2.1 Prinzipien der Aurikulotherapie

1. Die Ohrmuschel weist durch ihre Innervation Punkte auf, die, wenn sie
   stimuliert werden, eine bestimmte Wirkung auf den Organismus aus-
   üben.

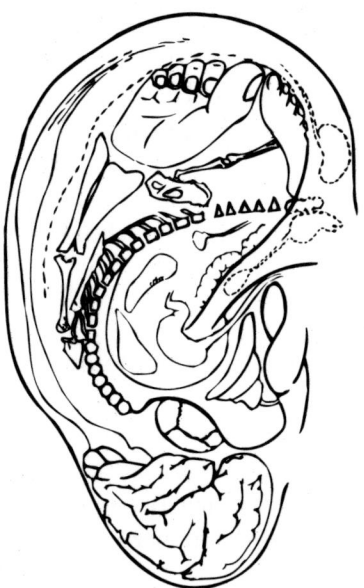

Abb. 53: Die Nervenversorgung der Ohrmuschel ist der Träger einer Somatotopie.

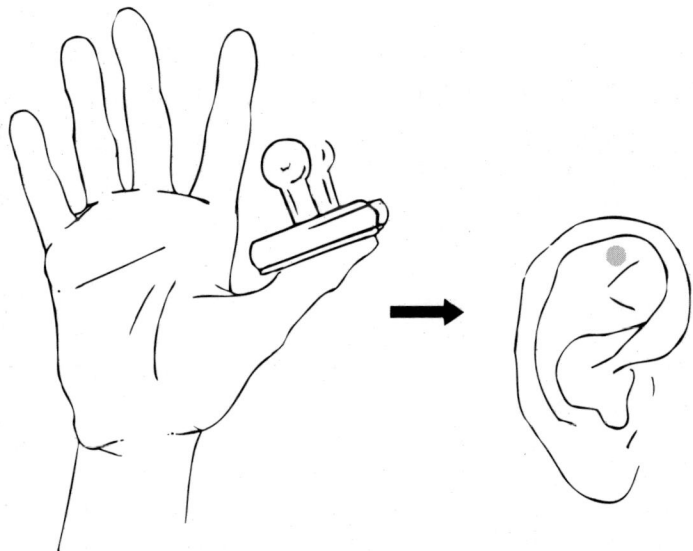

Abb. 54: Jede Störung im Organismus verursacht an der Ohrmuschel eine pathologische Zone oder einen pathologischen Punkt.

2. Die Ohrpunkte sind nach einer bestimmten Somatotopie organisiert.
3. Jeder Schmerz und jede funktionelle Störung des Organismus wird durch eine Sensibilitätsstörung oder durch eine elektrische Störung von einem oder mehreren Punkten auf der Oberfläche der Ohrmuschel ausgedrückt (pathologische Punkte).
4. Eine physische Stimulation der pathologischen Punkte verursacht eine Reihe von neurologischen und biologischen Reaktionen im Sinne einer therapeutischen Wirkung.

7.2.2 Über die Wirkung der Aurikulotherapie

Um die Wirkung der Aurikulotherapie besser erklären zu können, beziehen wir uns auf ein Schema Prof. Bossys und dessen Deutung:

„Das Zusammenkommen der Einwirkungen aus der erkrankten Struktur sowie aus bestimmten Hautzonen, die einer gleichen retikulären Einheit angehören, ist imstande, auf ein primäres, auf Empfang geschaltetes Zentrum eine spezifische Wirkung auszuüben. Dadurch wird eine spezifische Antwort auf die erkrankte Struktur möglich. Diese Konvergenz entspricht der topischen Organisation der spinothalamischen Projektionen wie auch der privilegierten kutanen Mikrosysteme. So werden z.B. bei einer Knöchelverstauchung Fasern des spinota-lamischen Systems Kollaterale an bestimmte retikuläre Einheiten senden. Diese Einheiten wiederum bekommen zahlreiche Kollaterale aus anderen Gegenden des Organismus, z.B. aus dem Ohr. Mit einem stumpfen Suchstab wird ein schmerzhafter Punkt am Ohr ausgemacht. Dieser entspricht jenen Fasern, die sich auf dieselbe Einheit projizieren."

7.2.3 Was versteht man unter einem Ohrpunkt?

Die Ohrpunkte wurden von der Arbeitsgruppe um Prof. Senelar und vor allem durch Frau Dr. Odile Auziech histologisch untersucht.

Der Ohrpunkt entspricht dem, was heute ein neurovaskulärer Komplex genannt wird.

Es handelt sich hierbei um eine spezifische histologische Entität, bestehend aus einer Arteriole, einer kleinen Vene und einem lymphatischen Gefäß sowie einer freiendenden Nervenfaser. Dieser neurovaskuläre Komplex (auch N.V.K. genannt) ist ohne Zweifel eine mikrohormonelle funktionelle Einheit.

7.2.4 Wie werden die pathologischen Punkte am Ohr ausgemacht?

Ortung des Punktes durch den Schmerz

Ein pathologischer Punkt an der Ohrmuschel ist durch Druckschmerz nachweisbar. Dazu muß die Untersuchung am Ohr in zwei Stufen durchgeführt werden:

a) Beide Ohren mit den Fingern abdrücken, um eine schmerzhafte Zone auszumachen.

b) Mit Hilfe eines Druckstabes wird der Punkt/werden die Punkte, der/die schmerzhaft ist/sind, ausgemacht. Ein schmerzhafter Punkt ist immer pathologisch.

Elektrische Ortung eines pathologischen Punktes

Diese Aufspürtechnik wird durch die Arbeiten von Dr. J. E. H. Niboyet möglich gemacht. Dieser konnte nachweisen, daß Akupunkturpunkte sehr spezifische physikalische Eigenschaften aufweisen können.

a) Es gibt auf dem Körper Punkte geringeren elektrischen Hautwiderstandes (R.E.C.).

b) Diese R.E.C.-Punkte sind unabhängig von der Hautsekretion, da es möglich ist, diese trotz nahezu vollkommener Austrocknung der Hautareale mittels Alkoholäther und Azeton nachzuweisen.

c) Diese Punkte wurden von den Chinesen als Akupunkturpunkte beschrieben.

d) Auch bei der Leiche sind die R.E.C.-Punkte nachweisbar.

Um diese pathologischen Punkte nachzuweisen, bedienen wir uns der einzigen Methode, die nach unserer Meinung genaue Ergebnisse erbringt: der differenziellen Ortung.

Das hierfür verwendete Gerät rechnet drei Parameter aus:
– die Resistivität der Masse,
– die Resistivität der Punktumgebung,
– die Resistivität des Punktes.

Durch die Analyse der letzten beiden Parameter in bezug auf die Masse ist der Apparat imstande, durch ein akustisches Signal mitzuteilen, daß der Punkt pathologisch ist.

Suche nach pathologischen Punkten mit Hilfe des DB 165

Für diese Technik ist Voraussetzung, daß der Arzt die Technik der Pulsfühlung beherrscht.

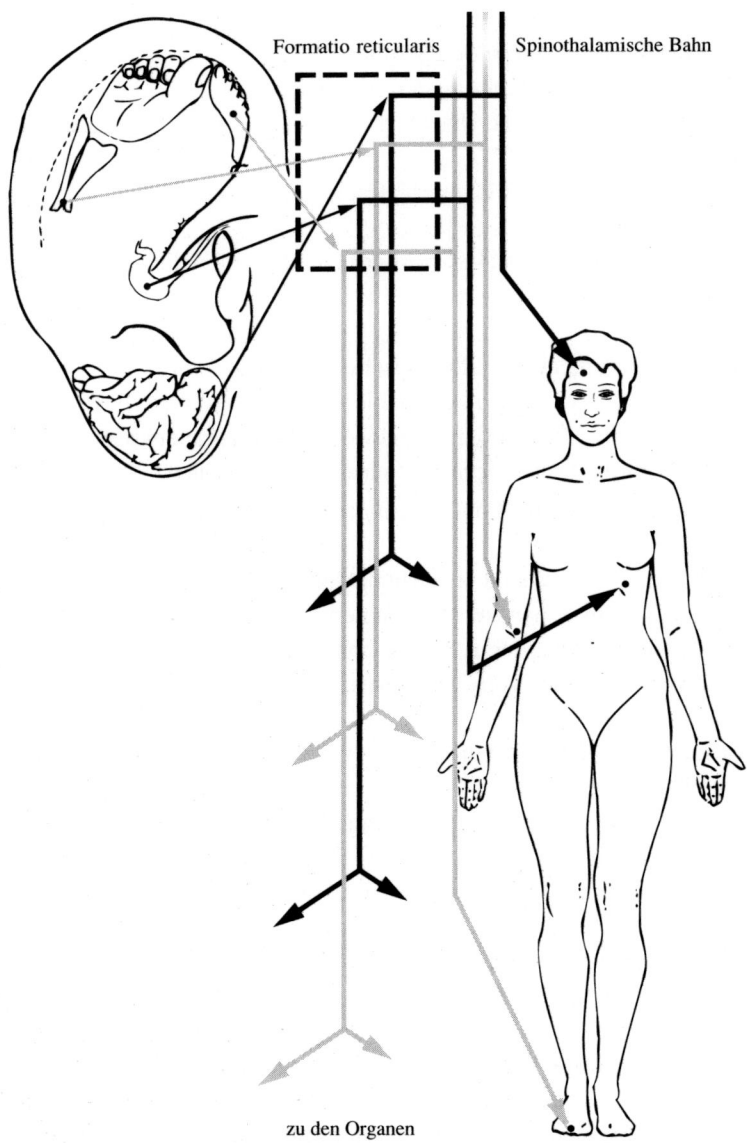

Formatio reticularis   Spinothalamische Bahn

zu den Organen

Abb. 55: Neurologische Deutung der Auriculotherapie.

100

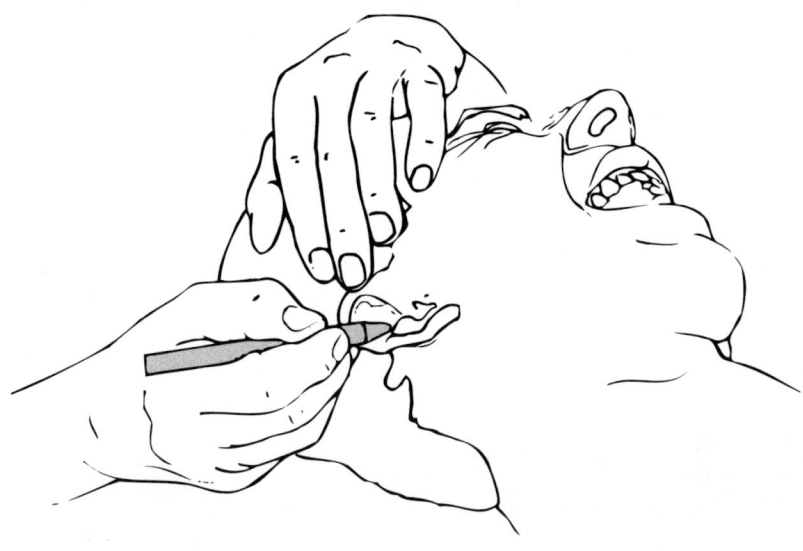

Abb. 56: Ortung eines pathologischen Ohrpunktes durch Druckschmerz (Punktsuchstab).

Indem der Arzt den Puls nach der oben beschriebenen Technik fühlt, wird er gleichzeitig mit dem DB 165 alle in Frage kommenden Areale des Ohrs nacheinander beleuchten (DB = Détecteur par battement = Punktsuchgerät durch pulsierendes Licht).

Die Mischfrequenz wird dadurch erzeugt, daß der Arzt gleichzeitig Knopf HF und NF drückt. Wenn das Mischfrequenzlicht ein pathologisches Ohrareal bzw. einen pathologischen Ohrpunkt erreicht, wird sofort am Art.-radialis-Puls das V.A.S.-Phänomen bemerkbar. Also weiß dadurch der Praktiker, daß ein pathologischer Punkt in dem Areal existiert. Wir empfehlen die Suche mittels DB 165, um die pathologischen Ohrareale auszumachen. Jedoch ist dieses Gerät nicht präzise genug, um den genauen Punkt zu bestimmen.

Wir empfehlen daher, zunächst die pathologischen Zonen mit Hilfe des DB 165 zu definieren und dann mit Hilfe eines elektrischen Gerätes die feinere Definition vorzunehmen.

101

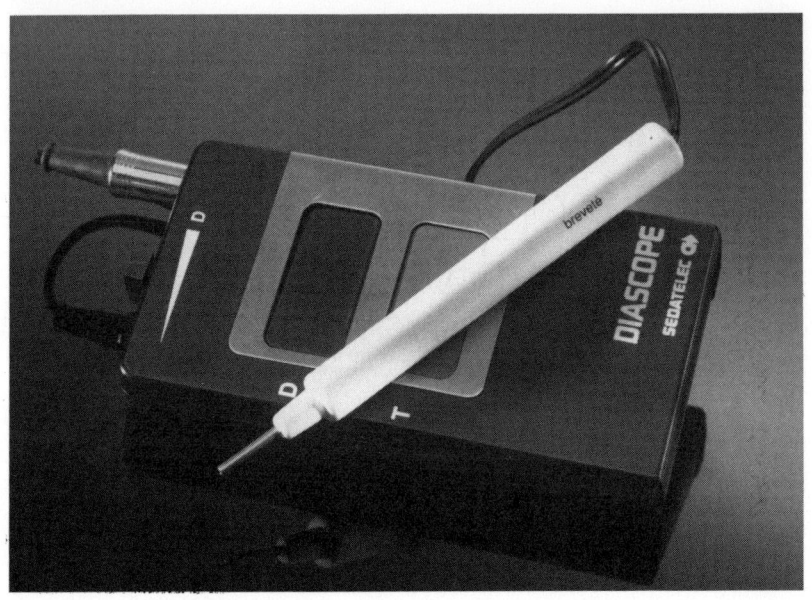

Abb. 57: Diascope ® (SEDATELEC).

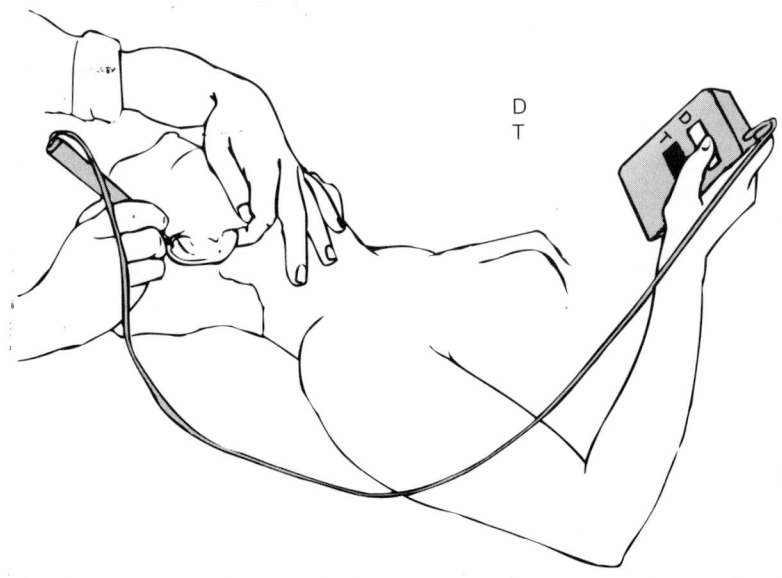

Abb. 58: Ortung eines pathologischen Ohrpunktes mit Hilfe des Diascope ®.

102

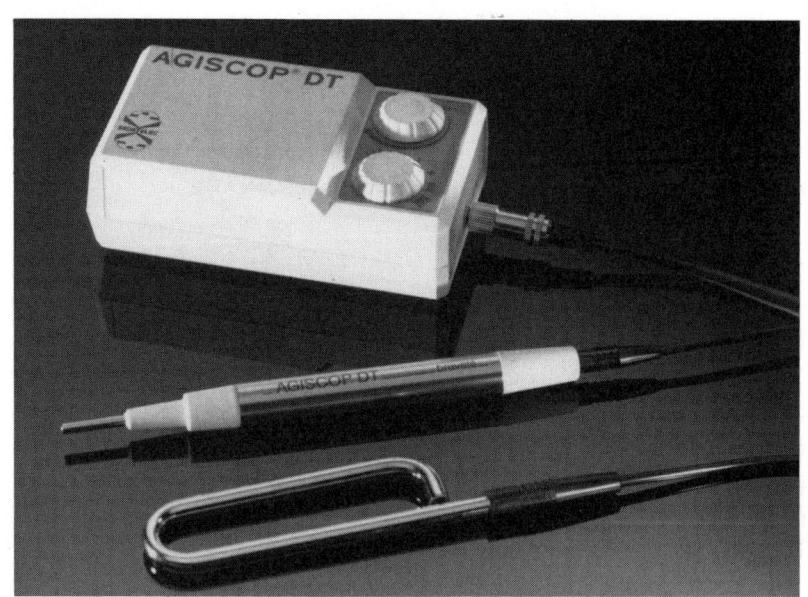

Abb. 59: Agiscop DT ® (SEDATELEC).

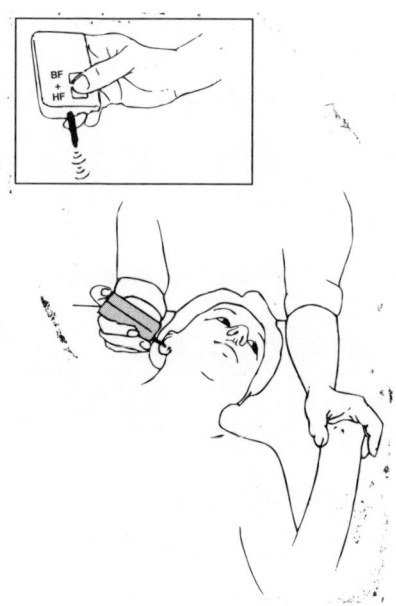

Abb. 60: Suche nach pathologischen Ohrzonen mit Hilfe des DB 165 ®.

103

7.3 Behandlung eines pathologischen Ohrpunktes

Zielsetzung:
Es sollte dabei die Zerstörung bzw. die Regulierung oder die Störung eines neurovaskulären Komplexes am Ohr erreicht werden.

7.3.1 Störung des Punktes

Die transkutane elektrische Stimulation:
Die transkutane elektrische Stimulation ermöglicht es, während einiger Tage die Aktivität des neurovaskulären Komplexes zu stören. Um dies zu erreichen, verwenden wir Geräte, die Mikroströme auf den Ohrpunkt während ca. 1 Minute aussenden. Diese Technik muß etwa einmal wöchentlich wiederholt angewandt werden, bis der Punkt nicht mehr ortbar ist.

Die Massage des Punktes:
Es ist möglich, die Aktivität eines neurovaskulären Komplexes mit Hilfe der Massagetechnik zu stören. Hierzu verwenden wir ein Glasstäbchen, des-

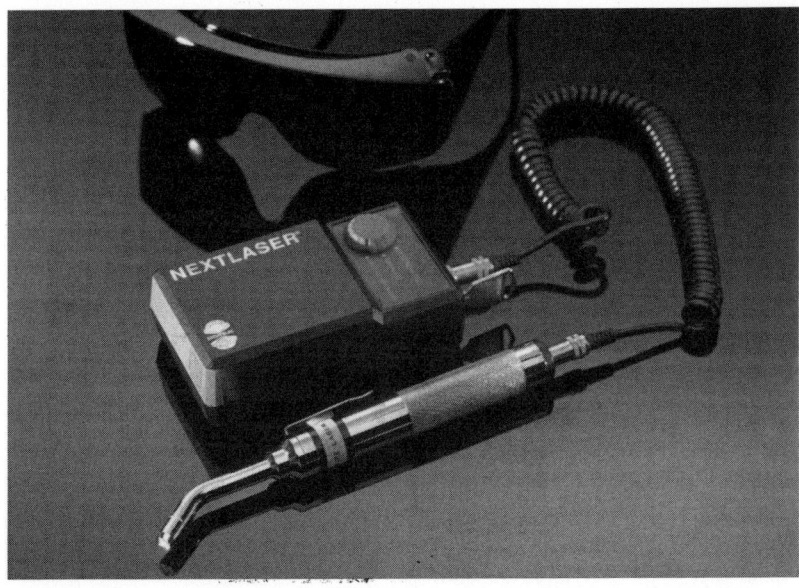

Abb. 61: Nextlaser ® (SEDATELEC) ermöglicht die Behandlung unter Verwendung der Nogierschen Frequenzen.

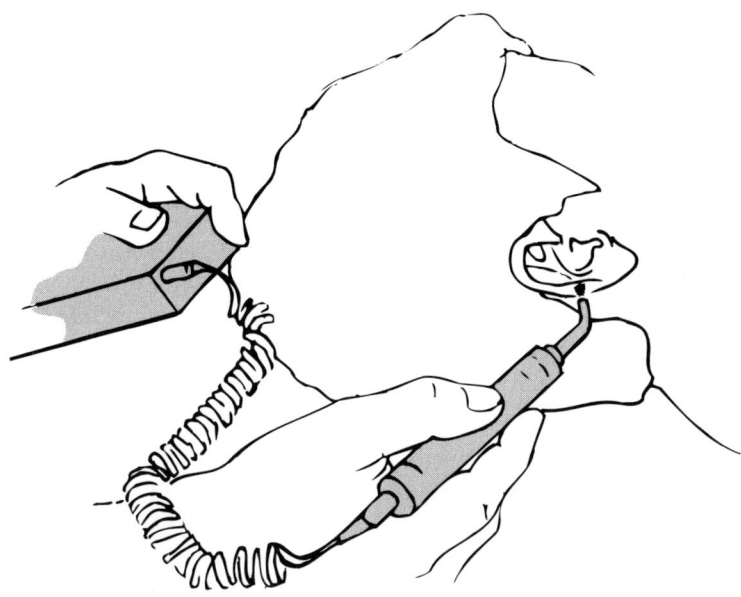

Abb. 62: Behandlungsbeispiel eines Ohrpunktes durch ein Infrarot-Lasergerät mit pulsiertem Licht.

sen Extremität gekrümmt ist, und bewegen die Spitze dieses Stäbchens an der Stelle der Haut, wo der Punkt auch geortet werden konnte. Diese Massage ist schmerzhaft, sollte dennoch nicht unter einer Minute angewandt werden.

7.3.2 Regulation der Aktivität des Ohrpunktes

Es scheint möglich, die Aktivität eines Ohrpunktes zu regulieren, wenn man die pulsierenden Infrarotlasergeräte mit Nogierschen Frequenzen verwendet. Folgende Punkte werden mit folgenden Frequenzen behandelt:

Frequenzen A und B nach Nogier   wenn der Punkt sich in der Concha befindet;

Frequenz C   wenn der Punkt auf der Anthelix ist;

Frequenz D   für die Punkte auf dem Tragus;

Frequenzen E und F   wenn die Punkte sich an der Helix befinden;

Frequenz G   wenn der pathologische Punkt auf dem Lobus lokalisiert wird.

Wie für die transkutane elektrische Behandlung, ist es notwendig, die Behandlung mit pulsierendem Infrarotlaser wöchentlich zu wiederholen.

7.3.3 Zerstörung des Punktes

Die Punktzerstörung ist die erfolgreichste Methode:

Die Kauterisierung

Diese Technik besteht darin, daß mit einem bis zur Weißglut erhitzten Gegenstand aus Metall die entsprechende Punktstelle zerstört wird.

Stich durch einfache Nadel

Der pathologische Punkt wird mit Hilfe einer sterilen Nadel angestochen. Die Nadel wird ca. 20 Minuten belassen. Diese Zeit reicht vollkommen aus, um eine ödematöse Reaktion an der Stichstelle zu bekommen, wobei angenommen wird, daß die Zerstörung des neurovaskulären Komplexes vervollständigt ist.

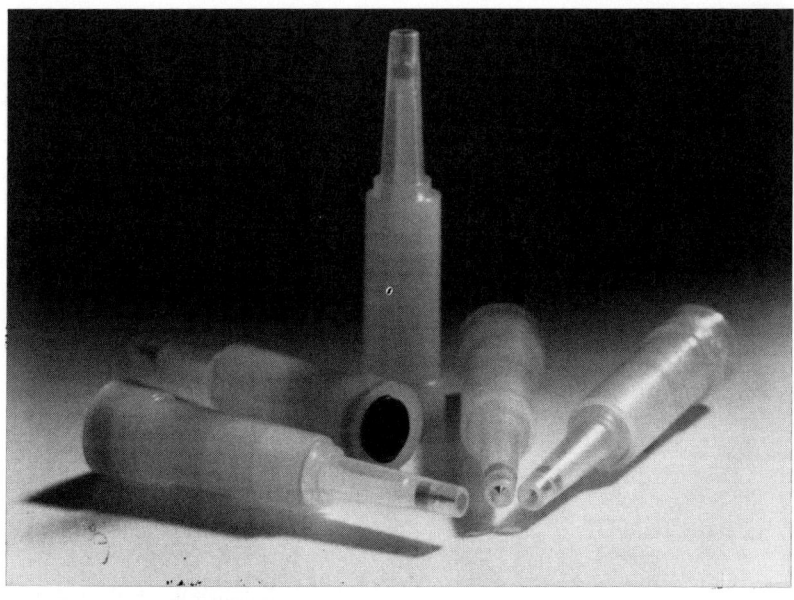

Abb. 63: ASP = Dauernadeln mit Trägergerät.

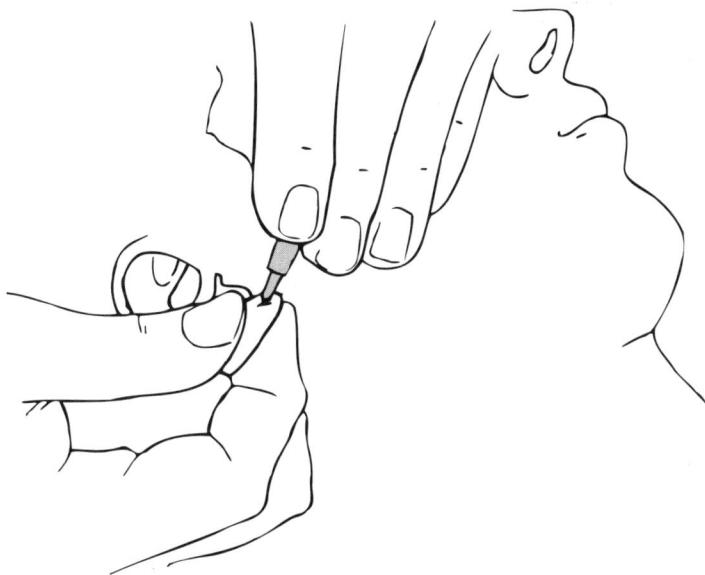

Abb. 64: Anbringen einer Dauernadel.

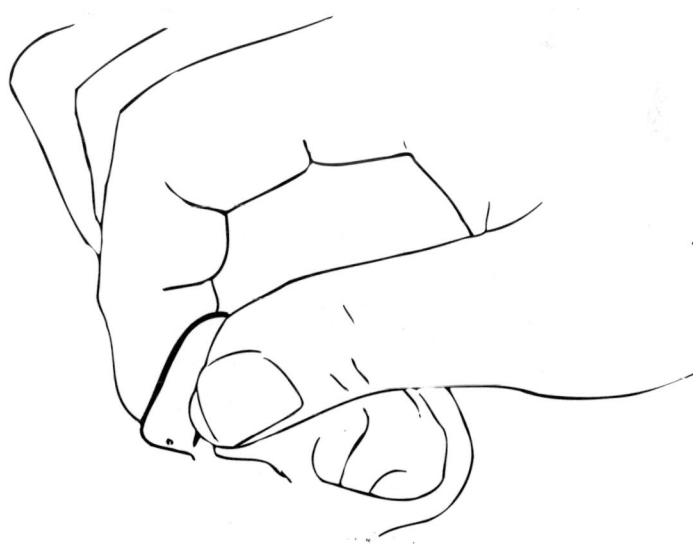

Abb. 65: Dauernadel in situ.

Stich durch Dauernadel

Das ist die Technik, die wir am häufigsten verwenden. Elegant, ungefährlich und schnell ermöglicht diese Technik eine Langzeitbehandlung.

Die Dauernadel ist eine Art kleiner Nagel, den wir an der pathologischen Stelle der Ohrmuschel anbringen. Die Dauernadel wird mit einer Trägervorrichtung innerhalb von Sekunden angebracht.

Die Dauernadel bleibt einige Tage am Ohr, wird danach von der Hautoberfläche des Ohres abgestoßen und fällt ab.

Nach der Implantierung der Dauernadel bekommt der Patient einen kleinen Magnet und wird aufgefordert, mit diesem die Dauernadel mehrmals täglich zu stimulieren. Die Magnetisierung der Dauernadel ermöglicht eine Verstärkung der Behandlung.

8. Allgemeine Punkte mit Wirkung auf die Photoperzeption

8.1 E-Punkte

Davon gibt es drei je Ohr:
- der erste befindet sich in der oberen Halbmuschel;
- der zweite befindet sich auf dem aufsteigenden Ast der Helix;
- der dritte liegt auf dem Läppchen.
- Die E-Punkte sind erst dann nachweisbar, wenn sie pathologisch ausfallen.
- Sie werden mit Hilfe einer einfachen Nadel behandelt (ca. eine Sekunde Stechdauer).

Wichtigste Indikationen
- vollkommener Verlust der Photoperzeption,
- Lateralitätsstörungen.

E-Punkte

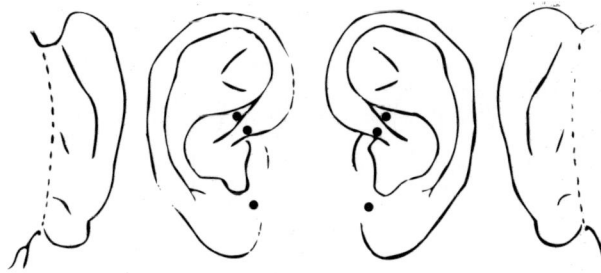

Abb. 66: Diese Punkte verstärken die Photoperzeptionseigenschaften und sollten mit einer einfachen Nadel nur ganz kurz angestochen werden: 1 Sekunde.

109

8.2 Punkte vor dem Tragus

Diese befinden sich vor dem Tragus und entsprechen, vom somatologischen Standpunkt, den interhemisphärischen Fasern.

Sie wirken auf die Störungen der Lateralität, die man mit Hilfe des DB 165 feststellen kann. Sie werden bei kleineren, mittleren oder auch größeren Blockierungen angewendet.

Prä-Tragische Punkte

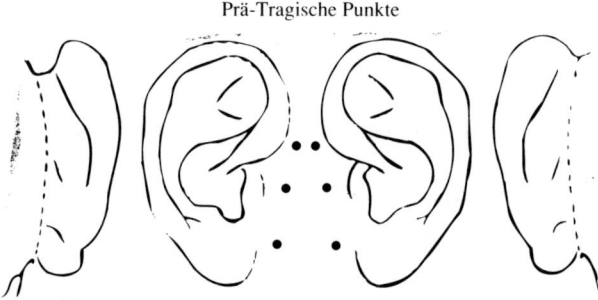

Abb. 67: Diese Punkte wirken auf die Lateralitätseigenschaften d.h. – auf das Gedächtnis, auf funktionelle Störungen.

Hepatische Punkte (= Leberpunkte)

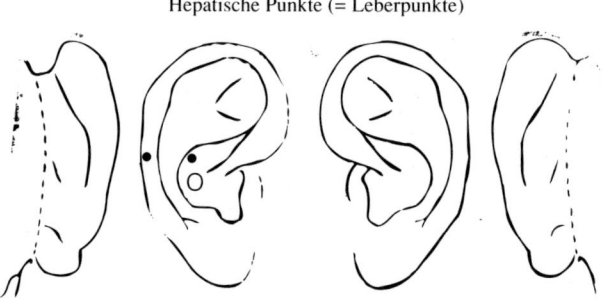

Abb. 68: Diese Punkte werden häufig bei Zustand nach viraler Hepatitis gefunden. Mit deren Hilfe behandelt man die hepatogenen Lateralitätsstörungen.

Zone der psychischen Narbenpunkte

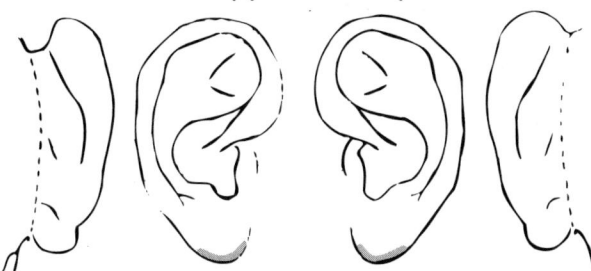

Abb. 69: Die Punkte der psychischen Narben werden im Anschluß an wichtige psychische Traumen beobachtet: Tod, Scheidung. Durch deren Behandlung können damit verbundene Störungen der Photoperzeption ausgeglichen werden.

Zervikalpunkte

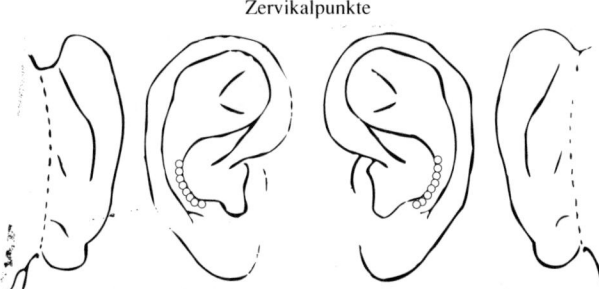

Abb. 70: Können bei peripheren Lateralitätsstörungen beobachtet werden.

Allergiepunkte

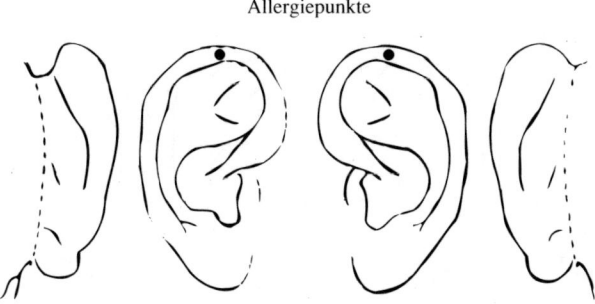

Abb. 71: Diese Punkte werden bei sog. „allergischen Reaktionen des Pulses" behandelt.

111

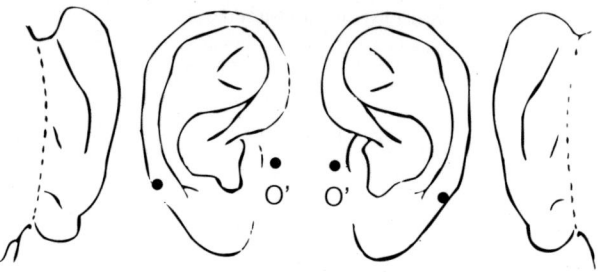

Abb. 72: Punkte, welche bei Schlafstörungen behandelt werden.

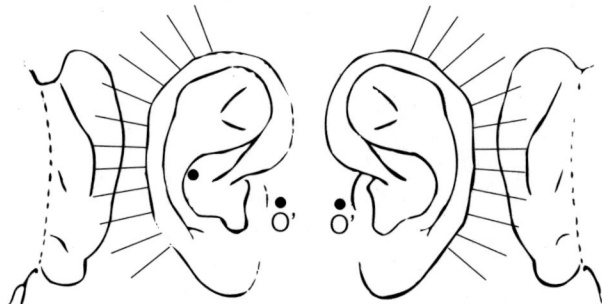

Abb. 73: Punkte mit Wirkung auf Störungen der Photoperzeption auf Blau-Farben, wie z. B. bei Psoriasis.

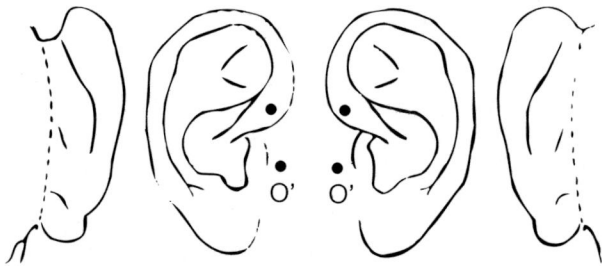

Abb. 74: Aurikulotherapeutische Behandlung der Photoperzeptionsstörungen auf Gelb-Farben: z.B. bei Spasmophilie, atopischem Ekzem.

112

9. Besondere Behandlungen

9.1 Anti-Tabak-Programm der Aurikulomedizin

Die Bekämpfung des Tabakkonsums ist in der Aurikulomedizin vorrangig. Da der Tabak den sogenannten Nikotineffekt induziert, gestaltet sich diese Bekämpfung äußerst schwierig. Es handelt sich kurz- und mittelfristig um einen sehr perversen Effekt. Die langfristigen Auswirkungen des Tabaks sind bestens bekannt: Bronchus-Karzinom, Harnblasenkarzinom, Rachenkrebs, respiratorische Insuffizienz, Migräne, Schwindel, Pathologie der Arterien, Herzinfarkt usw.

Die kurz- und mittelfristigen Auswirkungen sind nur zu wenig bekannt.

9.1.1 Der Nikotineffekt: Die perverseste Auswirkung des Tabaks

Schematisch betrachtet besitzt der Organismus zwei Nervensysteme: Das zerebrospinale (auch als sogenanntes willkürliches Nervensystem bezeichnet) und das autonome Nervensystem, das der Willkür des Menschen nicht unterstellt ist. Genau jenes System wird das Nikotin beeinflussen und dabei jenes ständige Ungleichgewicht verursachen, das der Patient als Entzugserscheinung empfindet.

Begriffsauffrischung über das autonome Nervensystem

Das autonome Nervensystem verwaltet die Organe und deren Funktion, indem es hemmt oder stimuliert. Die Hemmung erfolgt über das cholinerge parasympathische System, die Stimulierung hängt ja vom sympathischen adrenergen System ab. Durch sehr komplizierte Abläufe sind das sympathische und parasympathische System imstande, die Funktion der Organe in einem ausgeglichenen Gleichgewicht zu halten. Das Nikotin wird dieses Gleichgewicht stören.

Das Nikotin: Stimulation des sympathischen Nervensystems

Darüber ist der Raucher nicht aufgeklärt. Auch der Arzt ist in dieser Richtung häufig zu wenig aufgeklärt. Das in die Lunge eingeatmete Nikotin wird in dem Alveolar-Sack deponiert und diffundiert durch die Wand, um dann an das Blut abgegeben zu werden. Von da aus kann es das sympathische System stimulieren:

- Beschleunigung des Herzrhythmus,
- Erhöhung des arteriellen Drucks,
- Stimulierung der Darmperistaltik,
- Stimulierung der Diurese als Konsequenz der ersten drei Punkte.

Bei dem Raucher verursacht diese Mehrfachstimulation ein Gefühl des Wohlbefindens. Andererseits stimuliert das Nikotin die linkshemisphärische Aktivität beim Rechtshänder.

Der Nikotineffekt als solcher

Der Nikotineffekt ist der Gegensatz zur Stimulation des sympathischen Systems. Aufgrund seiner Tendenz zur Aufrechterhaltung des Gleichgewichtes wird der Organismus eine parasympathische Reaktion an den Tag bringen und jene Organe, die zunächst stimuliert wurden, nunmehr in einem zweiten Tempo hemmen:

- Verlangsamung des Herzrhythmus,
- Abfall des arteriellen Druckes,
- Verlangsamung der Darmperistaltik,
- Verlangsamung der diuretischen Tätigkeit,
- usw.

Der Zustand des Parasympathikotonus kann sogar bis zum vagalen Kollaps führen. Dies weiß der Raucher, und er wird neuerlich eine Zigarette anzünden, um diesem Vorgang entgegenzuwirken.

9.1.2 Auswirkungen auf die Kontralateralität und das Gedächtnis

Ohne Zweifel ist diese Nebenwirkung am schwierigsten zu interpretieren und zu behandeln. Man kann sagen, daß das Gedächtnis des Rauchers sich in jedem Punkt von jenem des Nichtrauchers unterscheidet. Es handelt sich hierbei um ein Phänomen der Lateralität.

Kurze Wiederholung über die Begriffe des Gedächtnisses

Jede Hemisphäre besitzt ihr eigenes Gedächtnis, das linke sowie das rechte Gehirn besitzen jeweils ihre eigenen Archive. Auch hier wird das Nikotin eingreifen und das Gleichgewicht des Gedächtnisses stören.

Tatsächlich wird das Nikotin die dominante hemisphärische Aktivität stimulieren, die linke beim Rechtshänder, die rechte beim Linkshänder.

Dies geschieht lediglich vorübergehend. Diese Stimulation der hemisphärischen Aktivität wird das linke Gedächtnis aktivieren auf Kosten des rechten. So wird die Zigarette für das Gedächtnis eine künstliche Abhängigkeit hervorrufen. In der Tat wird der Raucher zwei verschiedene Gedächtnisarten besitzen:

- ein Gedächtnis für die „Zigarettenperiode", während er raucht,
- ein Gedächtnis für die „Nicht-Zigarettenperiode", während er nicht raucht.

Dieser Effekt der Kontralateralität wird ebenfalls während des Zigarettenentzuges beobachtet, und zwar kann man zwei Phänomene feststellen:
- das Wiederauftreten alter Erinnerungen,
- das Verschwinden verschiedener Erinnerungen aus der Zeit des aktiven Rauchens.

Um dieses Phänomen richtig zu erfassen, wollen wir den Fall eines Rauchers betrachten, der mehrmals das Rauchen aufgegeben und wiederholte Male neu angefangen hat.

18   30   35   42   44   50

sind die Zahlen verschiedener Altersstufen des Rauchers bzw. Nichtraucher gewordenen Patienten:

In diesem Beispiel wird der Patient zwei Gedächtnisformen besitzen:
- ein „Nichtzigarettengedächtnis": 18, 30–35 Jahre, 42–45 Jahre
- ein Gedächtnis „mit Zigarette": von 18–30 Jahren, von 35–42 Jahren, 45 bis 50 Jahren.

Dieses Phänomen ist nicht nikotinspezifisch. Ähnliches geschieht bei Dauergebrauch von Benzodiazepinderivaten, und zwar noch viel ausgeprägter.

Das Problem der Gedächtnisveränderung ist für den nikotinentwöhnenden Arzt die größte Schwierigkeit seinem Patienten gegenüber. Denn mit dem Rauchen aufzuhören ist eine leichte Sache; nicht wiederanzufangen ist wesentlich schwerer.

9.1.3 Die Behandlung des Tabakentzuges in der Aurikulomedizin

Es handelt sich hier um eine ganz besondere Behandlung, die einer langen Untersuchung unterworfen wurde und deren Ergebnisse vielversprechend sind. Diese Behandlung zielt darauf, eine gute Lateralität beim Patienten zu erreichen und so das autonome Nervensystem in ein neues Gleichgewicht zu bringen.

Der Patient muß **morgens nach Tabakentzug untersucht werden.** Wichtig ist, ihm zu erklären, daß der Arzt nicht bewirken kann, daß der Patient aufhört zu rauchen, sondern daß er lediglich beim Nikotinentzug behilflich sein will.

1. Phase: Untersuchung mit dem DB 165

Die Untersuchung mit dem DB 165 bringt sehr gestörte Ergebnisse hervor. Im allgemeinen reagiert der Patient nur auf Hochfrequenzen. Es besteht also eine Lateralitätsblockierung kleineren oder auch größeren Ausmaßes, ja sogar größter Ausprägung, je nachdem, wie stark der untersuchte Patient dem Tabak verfallen war. Diese Untersuchung mit DB 165 ist unumgänglich, denn dank dieser Untersuchungsmethode können wir die Fortschritte des Patienten im Laufe seiner Entwöhnung verfolgen und beurteilen.

Noch ein Punkt muß besonders hervorgehoben werden: Manche Patienten, die auf die morgendliche Zigarette nicht verzichten können, kommen zur Sprechstunde, nachdem sie schon die erste Zigarette inhaliert haben. Gerade in diesem Fall wird die Untersuchung mit dem DB 165 nicht gestört sein, und daher ist es erforderlich, den Patienten nochmals einzubestellen, nachdem er auf seine morgendliche Zigarette verzichtet haben wird.

2. Phase: Die eigentliche Behandlung

Die Anti-Nikotin-Behandlung, die wir hier vorschlagen, wird mit der Aurikulotherapie durchgeführt.

Jeder Punkt wird elektrisch ausgemacht, und es werden dabei die Zonen gesucht, deren elektrischer Widerstand herabgesetzt ist.

Bei dem Rechtshänder wird das rechte Ohr untersucht und behandelt, bei dem Linkshänder das linke Ohr.

Mit Hilfe von Dauernadeln werden 4 Punkte angesprochen:
– der Punkt O': Dieser Punkt ist der wichtigste, denn er wirkt sich auf die Lateralität des Patienten aus und stimuliert die Aktivität der linken Hemisphäre.
– der Rachenpunkt in der supratragischen Inzisur.
– der Mauerpunkt: Dieser Punkt ist manchmal schwer zu finden; er wirkt sich auf das neurovegetative Gleichgewicht des Patienten aus.
– der Aggressivitätspunkt: Dieser befindet sich auf dem höheren und vorderen Anteil des Lobulus und hat eine positive Auswirkung auf die Aggressivität des Patienten.

116

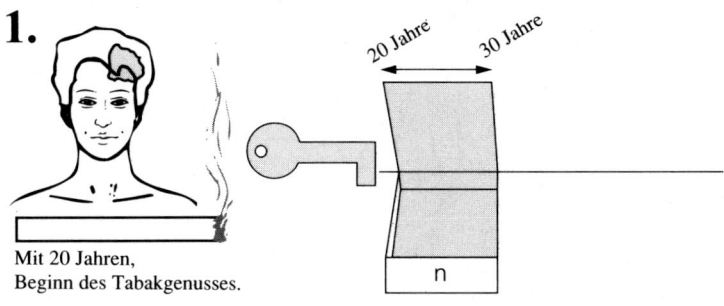

1.

Mit 20 Jahren,
Beginn des Tabakgenusses.

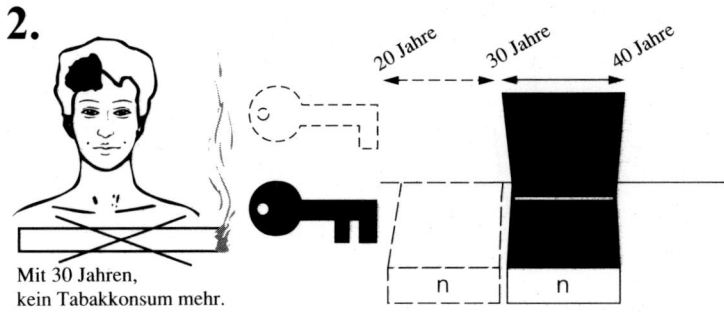

2.

Mit 30 Jahren,
kein Tabakkonsum mehr.

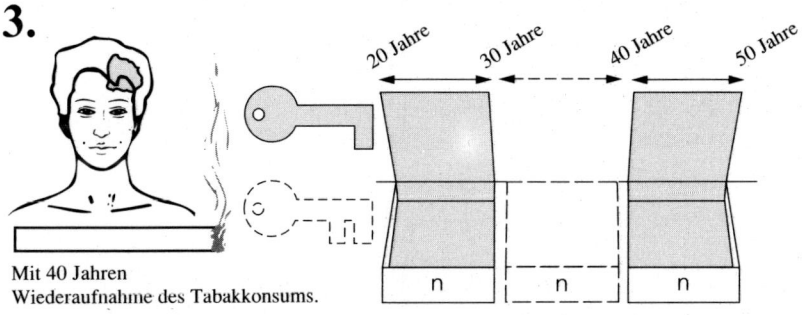

3.

Mit 40 Jahren
Wiederaufnahme des Tabakkonsums.

Abb. 75

3. Phase: Die mitgegebenen Empfehlungen an den Patienten

Wenn der Patient bereits behandelt worden ist, ist es notwendig, ihm folgende Empfehlungen mit auf den Weg zu geben:

- Er soll seine Ernährung ausgeglichen und gesund gestalten, vor allem Obst und Gemüse verzehren.

117

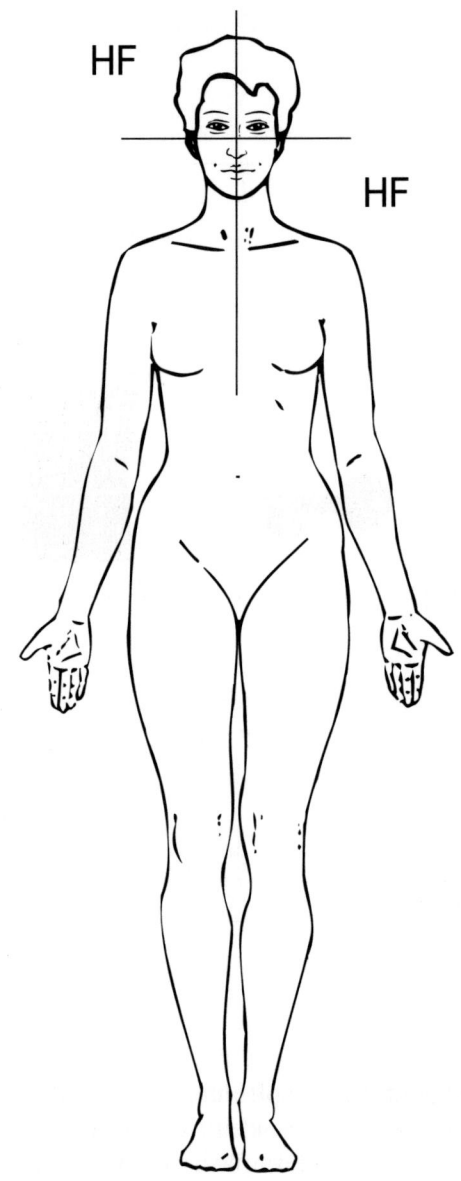

HF

HF

Abb. 76: Rechtshändiger Patient im Tabakentzug.

118

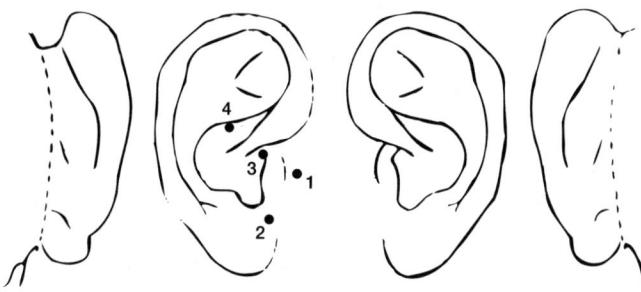

1. Lateralitätspunkt: 0'
2. Aggressivitätspunkt
3. Rachenpunkt
4. Regulationspunkt des Sympathikus
   auf der Mauer der Anthelix.

Abb. 77

- Der Patient soll möglichst auf jene Produkte verzichten, die das Gleichgewicht des autonomen Systems ins Schwanken bringen könnten (Kaffee, Tee und Vitamin C).
- Viel Wasser trinken. Wenn es möglich ist, ein leicht angesäuertes Wasser (salzhaltiges Wasser), damit der Blutdruck ausgeglichen werden kann und die Müdigkeitsanfälle und die Blutdruckeinbrüche vermieden werden. Dabei wird Mineralwasser empfohlen.
- Täglich eine dreiviertel Stunde spazieren gehen. Mit doppelter Zielsetzung: erstens um die Gewichtszunahme zu verhindern, zweitens um die Aggressivität des Patienten auszugleichen.

4. Phase: Die Nebenwirkungen des Anti-Nikotin-Programms

Kurzfristige Nebenwirkungen:

- Die Gewichtszunahme:

  Die Aurikulotherapie, wenn sie schon für die Tabakentwöhnung eine große Hilfe darstellt, verhindert sie nicht, daß der Patient an Gewicht zunimmt. Sehr häufig wird dieser Fall beobachtet und bewirkt oft bei den Frauen einen Rückfall in den Nikotinabusus, da sie eben lieber Tabak konsumieren als zunehmen. Die normale Durchschnittsgewichtszunahme variiert um drei Kilogramm, kann aber 15, ja sogar 20 Kilogramm erreichen.

- Die Schlaflosigkeit:

  In den ersten Tagen nach Tabakentzug bemerkt man eine Umkehrung des

119

Schlaf-Wach-Rhythmus mit Tagesmüdigkeit und nächtlichem Wachzustand. Dieses Symptom kann praktisch bei jedermann beobachtet werden und ist ebenfalls Ursache eines Rückfalls. Daher ist es empfohlen, die Patienten vor dem Jahresurlaub anzubehandeln, damit sie in ihrem Tagesrhythmus nicht gestört werden.

- Hyper-Aggressivität:
  Obwohl durch die Aurikulotherapie die Aggressivität des tabakentwöhnten Patienten herabgesetzt wird, gibt es immer wieder Patienten mit einer gesteigerten Aggressivität, mit Wutausbrüchen. In diesem Fall ist es nicht selten, daß die soziale Umgebung des zu entwöhnenden Patienten (ebendiese Umgebung, die darauf gedrängt hat, daß der Patient seinen Tabakkonsum einstellt) wieder dringend verlangt, daß der Betreffende das Rauchen wieder anfängt.

Mittelfristige Nebenerscheinungen:
- Die Depression:
  Ohne Zweifel handelt es sich hierbei um die Hauptursache eines Tabakkonsumrückfalles. Diese Depression tritt zwischen vier Monaten und bis zwei Jahren nach Nikotinentwöhnung auf. Sie kommt unauffällig. Die ersten Anzeichen sind sehr einfach: Nervosität, Libidoverlust, Konzentrationsmangel. Sie kann sogar sehr eindeutig werden: suizidale Tendenz, ,,am Wasser gebaut sein". Diese Depression bedarf der Behandlung und muß durch Psychotherapie gemeistert werden.

Mittelfristige und langfristige Nebenerscheinungen.
- Gedächtnis- und Charakterstörungen:
  Der Patient, der das Rauchen aufgibt, wird einen Teil seines Gedächtnisses verlieren, dafür wird er einen anderen wiederentdecken. Seine Anpassung an dieses neue Gedächtnis wird mehr oder weniger gelingen je nachdem, ob das wiedergefundene Gedächtnis bzw. die wiedergefundenen gespeicherten Informationen nicht eine tiefsitzende Angstneurose auslösen. Die Erfahrung hat gezeigt, daß jeder Patient, der das Rauchen aufgibt, einige vergangene Erlebnisse wiederaufleben läßt, Erlebnisse, die zwar vergessen, jedoch nicht bewältigt waren. Die häufigste Erfahrung, so wird berichtet, ist, daß diejenigen, die nach einem sentimentalen Fiasko (z.B. Scheidung) das Rauchen wieder anfangen und dies noch einige Jahre lang tun, wieder in die gleiche Stimmungslage wie vor der ersten Scheidung kommen.

  Diese Veränderung des Gedächtnisses wird ipso facto eine Veränderung des Charakters mit sich ziehen.

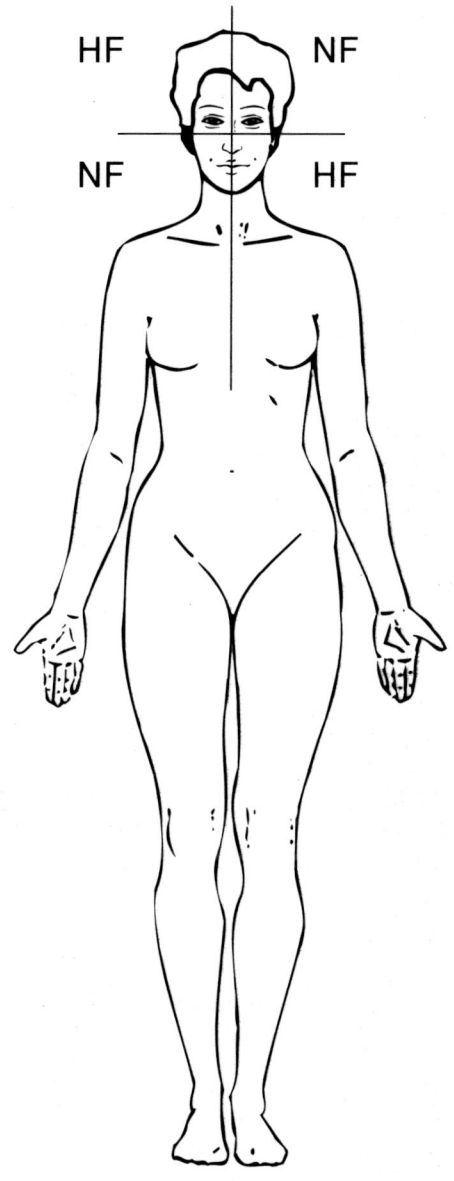

Abb. 78: Rechtshändiger Patient im Entzug nach dem Anti-Tabak-Programm. Überprüfung mit dem DB 165®.

Dieses bisher noch nie beschriebene Phänomen ist äußerst wichtig und gibt eine glaubwürdige Erklärung für den überwiegenden Anteil der Rückfälle. Daher empfehle ich, dem Patienten eine Therapie zu verschreiben, die auf Phosphor aufgebaut ist und für eine Zeitspanne von sechs Monaten anberaumt wird.

5. Phase: Die Weiterbehandlung der Patienten: Anwendung des DB 165

Aufgrund der Nebenerscheinungen der therapeutischen Tabakentwöhnung ist es notwendig, daß die Patienten regelmäßig zur Besprechung der Lage in die Praxis bestellt werden. Von der praktischen Seite aus betrachtet, ist diese Weiterbehandlung recht schwierig. Wer seit über einem Monat aufgehört hat zu rauchen, ist der Überzeugung, daß er endgültig vom Tabak weg ist und wird mit höchster Wahrscheinlichkeit den nächsten Termin absagen. Auch hier ist es notwendig, dem Patienten klarzumachen, daß ein Monat ohne Zigarette lediglich einen kleinen Sieg darstellt.

Für diejenigen, die weiterhin Betreuung durch den Arzt annehmen, ist es dann angezeigt, sie aufgrund der jeweiligen Reaktionen auf dem DB 165 zu behandeln.

Auch hier hat die Erfahrung gezeigt, daß in der Aurikulomedizin in den Wochen, die dem Tabakentzug folgen, Störungen der Photoperzeption auf Niedrigfrequenzen mit kleineren, mittleren oder auch bedeutenden Blockierungen auftreten. Man muß also diese eben beschriebenen Patienten, wie oben beschrieben, bei Lateralitätsblockierungen entsprechend behandeln.

6. Phase: Die Ergebnisse

Diese sprechen für sich:

– 85% gute Ergebnisse innerhalb von 30 Tagen,
– 35% gute Ergebnisse innerhalb eines Jahres,
– 15% gute Ergebnisse innerhalb von zwei Jahren.

**Einfach ist es, das Nikotin zu verlassen;
schwieriger, nicht nach der Zigarette zu fassen!**

Der Kampf gegen den Nikotinabusus ist vorrangig in der Vorbeugung der Herzgefäß- und Lungenerkrankungen. Die Gewöhnung an den Tabak ist mit extrem komplexen Faktoren verbunden, die einen Verlust des Gedächtnisgleichgewichts des Patienten mit sich zieht. Die beste Methode, dieser Geißel nicht zu unterliegen, ist, mit dem Rauchen nicht anzufangen. **Primum non nocere.**

10. Kasuistik

10.1 Lebensmittelunverträglichkeit auf Milchprodukte

Frau D. war ca. 48 Jahre alt. Sie sah aber wie 65 aus. Sie saß vor meinem Schreibtisch und starrte mich mit jenem Blick an, den wir von neuroleptischen Patienten gewohnt sind.

Sie gab keine klaren Antworten auf meine Fragen. Ihre absolut erstarrte Haltung war eindeutig in der Aussage über die funktionelle Unfähigkeit ihres Nervensystems.

Ihre Schwester saß neben ihr und erzählte mir ihre Geschichte:

„Als wir noch zu Hause lebten, war meine Schwester ein lustiges junges Mädchen. Wir waren fünf Kinder eines ausgeglichenen Familienverbandes. Sie lachte und tanzte gern. Mit 22 Jahren heiratete sie den Mann, den sie liebte. Mit 26, nach der zweiten Geburt, klagte sie über Müdigkeit und Ameisenlaufen in Armen und Beinen. Ihr Arzt verschrieb ihr Kalzium unter der Aussage, sie sei spasmophil. Die Symptome besserten sich aber nicht, und nach und nach bekam meine Schwester tetanische Anfälle. Der behandelnde Arzt verschrieb Tranquilizers und Kalzium. Trotz dieser Behandlung verstärkten sich die tetanischen Anfälle.

Meine Schwester war extrem ängstlich und fing an, depressive Ansichten zu entwickeln. Also riet der Arzt zu einem antidepressiven Behandlungsschema. Von diesem Augenblick an änderte sich meine Schwester radikal. Ihr Verhalten war nicht mehr dasselbe, sie unternahm sogar einen Selbstmordversuch. Sie wurde ins Krankenhaus aufgenommen, und ihr wurde eine Behandlung verschrieben, der sie seit 15 Jahren treu geblieben ist. Sehen Sie sich das an!"

Sie streckte mir ein Rezept entgegen, auf welchem ca. zehn Medikamente aufgelistet waren, Neuroleptika, Antidepressoren, angstlösende sowie schlaffördernde Medikamente.

Während sie erzählte, sah ich Frau D. an und dachte mir, daß es schwierig sein würde, sie zu heilen. Aber nach dem Prinzip „Wer nicht wagt, der nicht gewinnt..." bat ich sie, sich auf die Pritsche zu legen.

Eigenartigerweise war das Photogramm sehr wenig gestört. Sie hatte eine arterielle Reaktion bei der Beleuchtung mit dem weißen Licht. Bis auf Gelb- und Grün-Farben konnten alle Farben das V.A.S. auslösen.

Ich dachte sofort an eine Lebensmittelunverträglichkeit, und ich fragte die Schwester von Frau D., die mir dann sofort mitteilte, Frau D. ernähre sich grundsätzlich von Milch und Milchprodukten, also mit Käse, Joghurt und dergleichen mehr.

Darauf empfahl ich Frau D. nach Hause zu gehen und ersuchte sie, ihre Ernährung so umzustellen, daß sie sämtliche Milchprodukte auslasse. Viermal sah ich Frau D. wieder.

Gleich bei der zweiten Besprechung konnte ich die psychiatrischen Verordnungen reduzieren und sodann beenden. Nach 8 Monaten einer umgestellten Ernährungsweise war die Eradikation aller Medikamente praktisch vollständig. Frau D. hatte 18 Kilogramm abgenommen, lachte und konnte frei sprechen. Kurz: Sie war geheilt.

10.2 Ein Fall verhinderter Lateralität

Im Wartezimmer war es ungewöhnlich laut, als ich die Tür öffnete, um den nächsten Patienten in das Sprechzimmer zu bitten. Zwei Männer diskutierten heftig in arabischer Sprache. Beide waren entsprechend exotisch angezogen, ein großes Tuch über dem Kopf, und ich konnte sofort verstehen, daß sie aus einem fernen Land stammten. Ich ließ sie also in mein Sprechzimmer hinein. Es handelte sich um zwei Hirten aus der Sahara.

Nachdem ich meine Verwunderung kundtat, sie in dieser Aufmachung mitten in einer Stadt wie Lyon zu sehen, fragte ich, ob sie auf der Durchreise seien.

„Nein, Nein!" sagten sie mir, *„wir kamen mit dem speziellen Wunsch, Sie zu konsultieren."*

Ich fühlte mich nicht nur geschmeichelt, sondern vor allem neugierig. Wie kam es, daß diese beiden Hirten gerade zu mir kamen? Da begann der eine zu erzählen:

„Unser Bruder wohnt seit längerer Zeit in Lyon und kommt manchmal nach Algerien zu Besuch. 20 Jahre litt er an einer Magenkrankheit, und Sie haben ihn wieder gesundgemacht."

Ich konnte mich an den Bruder nicht erinnern. Ich fragte nach seinem Namen, aus reiner Neugier holte ich dann seine Karteikarte wieder heraus. Hier ist seine Geschichte:

Es handelt sich um einen 50jährigen, mit einer Französin verheirateten, algerischen Staatsbürger. Er suchte mich wegen eines Magengeschwürs auf. Seit 20 Jahren hatte er keine Behandlung erfahren, die ihm Besserung gebracht hätte. Sämtliche Ulkus-Medikamente wurden ohne Erfolg angewandt. Während der Behandlung mit Medikamenten und Tabletten verspürte er zwar Erleichterung, die Schmerzen begannen jedoch von neuem, sobald er die Tabletten absetzte.

Dieser Mann sprach sehr gebildet. Er stellte mir seine Probleme in einer sehr klaren und vor allem intelligenten Weise dar.

Bei der Untersuchung und anläßlich der verschiedenen Tests, denen er sich bei mir unterzog, hatte ich bemerkt, daß er ein verhinderter Linkshänder war. Ich begann, ihm die Ursachen seiner Gesundheitsstörungen zu erklären. Ich sagte ihm, daß ich ihn leider nicht heilen könne, denn die einzige Lösung, die für ihn noch offenblieb, war, seine linke Hand wieder zu gebrauchen. Darauf verließ er meine Praxis, und ich hörte nichts mehr von ihm. Den Rest der Geschichte erfuhr ich durch seine beiden Brüder.

Nach der Unterredung in meinem Sprechzimmer hatte dieser Patient derartige Magenschmerzen, daß er sich doch noch entschloß, die linke Hand wieder zu gebrauchen und lernte, mit dieser zu schreiben. Nach sechs Monaten der Umstellung war das Magen-Ulkus vollständig verschwunden.

10.3 Allergische Rhinitis und mindere Blockierung der B-Frequenz

Doktor C. war Italiener. Er wurde mir durch einen Kollegen zugewiesen und suchte mich wegen einer saisonalen Rhinitis auf, die vor 15 Jahren plötzlich aufgetreten war. Dieser 40jährige Mann war sportlich und aktiv in seinem Leben. Um so mehr störte ihn die Rhinitis.

Bei der Befragung erklärte er mir, daß er schon jede Menge Ärzte konsultiert habe, und daß es eine Pflanze gäbe, die im April blühe, auf die er allergisch sei. Der wichtigste Aspekt dieser Geschichte war das plötzliche Auftreten des Symptoms.

Also untersuchte ich ihn. Der Puls war nicht allergisch. Das Photogramm war normal. Allein die Untersuchung mit dem DB 165 erlaubt, eine kleine Blockierung der Lateralität zu entdecken.

Dann begann ich, die Ohrmuschel zu untersuchen. Ich konnte einen unangenehmen Schmerz an einem Punkt am linken Lobulus auslösen. Dieser Punkt entspricht einer psychischen Narbe, die auf ein psychisches Trauma zurückgeführt werden kann.

Ich befragte dann den Kollegen über seine seelische bzw. affektive Vergangenheit.

„Vor 15 Jahren habe ich geheiratet", sagte er mir, „die Frau, die ich auch liebte. Aber mein Vater hatte diese Verbindung nicht akzeptiert, die soziale Herkunft meiner Frau war bedeutend niedriger als meine. Kurze Zeit nach meiner Eheschließung erschien bei mir tatsächlich die erste Rhinitis-Symptomatik."

Ich behandelte also diesen Punkt durch eine Dauernadel und kontrollierte die Reaktionen mit dem DB 165. Die geringfügige Blockierung war verschwunden. Ein Jahr später sah ich Dr. C. wieder. Die Allergie trat nach dieser Sitzung nie wieder auf.

10.4 Anwendung des Theralight

Fräulein J. sah altjüngferlich aus. Als Jüngste einer fünfköpfigen Familie, war sie Betreuerin des Pfarrhauses in einer kleinen Provinzstadt, in welcher ihr Bruder als Pfarrer tätig war.

Vor vier Jahren konsultierte sie mich wegen einer sehr schwerwiegenden depressiven Erkrankung. Ihr Priester-Bruder, den ich mit Erfolg wegen Verdauungsstörungen behandelt hatte, hatte ihr als letzte Hoffnung empfohlen, mich aufzusuchen.

Ihre grauen Haare waren durch einen Knoten am Hinterkopf zusammengehalten. Die Augen waren von dicken, tiefen Rändern umrahmt. Sie erzählte von ihrer Krankheit. Sämtliche Psychiater der Stadt Lyon waren bereits aufgesucht worden. Antidepressoren, Neuroleptika, modern oder älteren Datums, wurden verschrieben. Sie zeigte mir aus ihrer kleinen schwarzen Handtasche eine Liste von Verschreibungen, auf der ich die gesamte Palette der französischen antidepressiven Medikamentenreihe vorfinden konnte.

126

„Ich bin noch immer so weit wie früher", sagte sie mir in einem trockenen Ton, der keine Widerrede vertrug.

Ich dachte sofort, daß ich völlig unschuldig an dieser Tatsache war und daß ich mit Sicherheit meine therapeutischen Ansätze anders überlegt hätte als meine Kollegen es bisher getan hatten.

Sie fuhr fort: „Die Leute hören mir nicht zu, und es gelingt mir nicht, ihnen zu sagen, was ich zu sagen habe. Mein einziger Wunsch ist zu schlafen. Meine einzige Stütze ist mein Bruder!"

Nur zu gut konnte ich mir das Pfarrhaus vorstellen, den besorgten Pfarrer, seine Schwester, die tagtäglich mit traurigem Blick auf ihren Bruder wartete.

Nach der üblichen Befragung versuchte ich ohne viel Erfolg, einige Ohrpunkte zu behandeln. Das überraschte mich in keiner Weise. In der Tat funktioniert Aurikulotherapie schlecht, wenn man diese bei neuroleptisch und antidepressiv behandelten Patienten anwendet. Nach einigen unglücklichen Ansätzen besuchte sie mich wieder. Ihr Bruder hatte mich kurz zuvor angerufen, um mir mitzuteilen, daß es ihm sehr gut gehe, seiner Schwester jedoch sehr schlecht.

Ich saß bequem in meinem Lehnstuhl und dachte nach, während sie mir ihre Geschichte erzählte. Ich hatte mit Prof. Roger Santini einige Versuche unternommen, bei denen gepulstes Weißlicht, mit einer Frequenz von 9 Hz auf Kaninchen gerichtet wurde. Diese Frequenz verursachte eine erhöhte Produktion an Dopamin. Ich dachte mir, daß diese Frau, die ein affektives Leben hatte, unter Dopaminmangel leiden dürfte. Ich überlegte, speziell für sie ein Gerät herstellen zu lassen, damit sie sich mit einer solchen Lichtquelle anleuchten lassen könne.

So wurde sie jeden Morgen mit Hilfe einer 200-Watt-Lampe und einer Pulsfrequenz von 9 Hz angeleuchtet. Ich empfahl, diese Therapie 15 Minuten am Tag in leichter Kleidung und bei verbundenen Augen anzuwenden.

Einen Monat später rief sie mich an, um zu sagen, daß sie das erste Mal in ihrem Leben nicht unglücklich war und daß sie wieder Lust hatte, etwas zu unternehmen.

Heute, mit mehr als drei Jahren Rückblick, weiß ich, daß sie weiterhin ihre Therapie anwendet.

Das ist die kutane Photoperzeption...

127

10.5 Alopezie seit dem 18. Lebensjahr

Frau C. wohnt in unserem Bezirk. Sie suchte mich vor ca. drei Jahren wegen arthrotischer Beschwerden auf.

Die Frau ist 55 Jahre alt und erzählt mir, daß sie seit dem 18. Lebensjahr an Haarverlust leide, für welchen sie erfolglos Behandlungen probiert hatte. „Angeblich ist das eine nervenbedingte Erkrankung, das kommt ca. alle drei Monate in Schüben wieder."

Bei der aurikulomedizinischen Untersuchung ergab die Photoperzeption eine arterielle Reaktion vom allergischen Typ: Der Puls ist brechend und gespannt.

Bevor ich die Behandlung anfing, hatte ich ihr eine ganz besondere Diät aufgeschrieben, um eine eventuelle Lebensmittelunverträglichkeit an den Tag zu bringen.

Einen Monat später sah ich sie wieder zur Konsultation.

„Die Speiseöle verursachen bei mir eine sehr große Schläfrigkeit, daher habe ich diese vom Diätplan gestrichen."

Ich untersuchte sie aufs neue. Der Puls war nicht mehr „allergisch". Ich empfahl daher dieser Frau, nur noch mit Butter zu kochen und jedwedes Speiseöl vom Speisezettel zu streichen.

Nun ist es drei Jahre her. Alle Haar sind nachgewachsen. Es gab keine Anzeichen mehr für Haarverlust.

10.6 Vollkommene Alopezie eines neuseeländischen Fotografen

Im Oktober 1991 machten wir, d.h. Dr. Toni de Souza und ich, uns auf den Weg nach Wellington in Neuseeland, um aurikulomedizinische Kurse abzuhalten.

Unsere neuseeländischen Freunde empfingen uns nach allen Regeln der Kunst. Anläßlich des Besuches des Gesundheitsministers sowie des Direktors des Gesundheitswesen wurde zu unserem Vortrag auch die Presse eingeladen.

Nach der Empfangszeremonie und den üblichen Interviews kam der offizielle Fotograf und bat mich um eine medizinische Unterredung. Am selben

Nachmittag kam er zu mir ins Hotel, um mir über seinen Fall zu berichten. Es handelte sich um einen etwa 40jährigen Mann, der seit der frühen Jugend an einer totalen Haarlosigkeit leidet. Innerhalb weniger Monate hatte er seine Haare, seine Augenbrauen, den Bart sowie alle übrigen Haare verloren.

Toni de Souza war bei der Unterredung anwesend, und gemeinsam untersuchten wir diesen Patienten.

1. Der Puls dieses Patienten reagiert von Anfang an hyperallergisch. Sobald der Lichtstrahl seine Haut berührt, wird der Puls brechend.

2. Das sofort durchgeführte Photogramm zeigt einen Perzeptionsverlust bei der Farbe Gelb.

3. Der Lateralitätstest, mit dem DB 165 durchgeführt, zeigt keinerlei Veränderung oder Abweichung von der Norm.

4. Auf der Suche nach Störzonen auf den Ohren des Patienten mit Hilfe des DB 165 zeigt sich eine Abweichung in der Leberzone.

5. Die Suche mit dem Diaskop zeigt einen hepatischen Punkt, wobei der Widerstandsabfall eindeutig für eine Pathologie in diesem Organ ist.

6. Der hepatische Punkt wird mit einem Laserstrahl anbehandelt.

7. Bei der Unterredung vor der Behandlung hat der Fotograf angegeben, daß er täglich große Mengen an Milchprodukten verzehre. Aufgrund dieser Aussage entdeckte ich eine Lebensmittelunverträglichkeit und empfahl ihm, sämtliche Milchprodukte vom Speiseplan zu streichen und etwas Zink zu sich zu nehmen.

Im Mai 1992, d.h. etwa sieben Monate später, bekomme ich von diesem Mann folgenden Brief, den ich hier wiedergeben möchte:

„Sehr geehrter Herr Dr. Nogier!
Im Oktober des vergangenen Jahres, als Sie in Wellington waren, waren Sie so freundlich, mich wegen meines Haarausfalles zu untersuchen: Sie hatten vorgeschlagen, alle Milchprodukte vom Speiseplan zu streichen und jeden Tag etwas Zink zu konsumieren. Das habe ich genau befolgt. Während der ersten zwei Monate konnte ich einen Wiederwuchs meiner Haare auf dem Kopf in Form von zwei großen Plaques feststellen, einen fast vollständig neuen Bewuchs in Höhe der Arme, aber nicht unter den Achseln, einen leichten Ansatz eines Bartwuchses sowie auch der Augenbrauen und des Haarwuchses im Bereich der unteren Extremitäten. Anfang dieses Jahres ist der Haarwuchs nicht weiter fortgeschritten, dennoch verliere ich zur Zeit kein Haar mehr...“

Nachwort

Durch die Texte sowie die Abbildungen dieses Werkes sollte der Leser nunmehr eine bessere Vorstellung dessen bekommen haben, was die Aurikulomedizin sein soll.

Dieses Buch ist der (hoffentlich einfache) Versuch, eine klare Darstellung des Phänomens der Photoperzeption der Haut zu geben.

Nur noch einige Ratschläge an all jene, die beabsichtigen, sich dieser Methode zu bedienen.

Medizin ist eine Kunst, die vom Ausübenden sehr viel Demut abverlangt. Die heutige Pulsabtasttechnik ist rein subjektiv, also mit Fehlermöglichkeiten behaftet. Daher ist es für jeden Arzt unentbehrlich, seinen Kenntnisstand ständig zu überprüfen, zu kontrollieren, kritisch zu betrachten.

Die Aurikulomedizin ist eine Technik, die in keiner Weise die gute alte Schulmedizin unserer Väter ausschließt. Ganz im Gegenteil. Durch die Photoperzeption der Haut versuchen wir die Ursachen der pathologischen Probleme zu verstehen. Es handelt sich hier um eine junge Technik, daher ist es erforderlich, die biologischen Forschungsarbeiten weiterzuführen und zu fördern.

Die Ergebnisse dieser Technik sind manchmal verblüffend, manchmal aber auch enttäuschend. Sie ist eben keine Allheilmethode.

Es muß noch daran gearbeitet werden.

Für diejenigen Leser, die mehr über diese diagnostische und therapeutische Methode wissen möchten, ja sogar an Kursen teilnehmen wollen, empfehlen wir, sich an das

Institut für Akupunktur und Schmerztherapie,
ltd. Arzt Rudolf Helling,
Ostenallee 107,
D-59071 Hamm,
Bundesrepublik Deutschland,
zu wenden.

Indikationen für die Aurikulomedizin

Diese sind sehr weitläufig, da die Untersuchung darin besteht, die neuro-humorale Konduktion des Nervensystems abzuschätzen.
Die behandelten Erkrankungen sind folgende:
- der Schmerz
- die Neurodermitiden und Dermoneurosen:
- Psoriasis
- atopische Ekzemformen
- Lichen planus
- die Gedächtnisstörungen
- die Schlafstörungen
- die Allergien
- die Depressionen (mit Ausnahme der Psychosen)
- verschiedene funktionelle Störungen

Kontraindikationen:
- Schwangerschaft
- organische Erkrankungen

Ablauf einer aurikulomedizinischen Konsultation

1. **Patientenbefragung**
2. **Patientenuntersuchung**
3. **Untersuchung der Photoperzeption der Haut**
   - Beleuchtung mit weißem Licht
   - Photogramm
   - Testung mit dem DB 165: Untersuchung der Lateralität
   - Kontrolle der Frequenzen nach Nogier, wenn erforderlich
4. **Untersuchung des Ohres auf der Suche nach pathologischen Punkten durch:**
   - Druckschmerzpunktsuche
   - Elektrische Punktsuche
5. **Behandlung der gefundenen Punkte:**
   - Störung
   - Regulierung
   - Zerstörung
6. **Überprüfung der Photoperzeption:**
   - Beleuchtung mit weißem Licht
   - Photogramm
   - Testung mit dem DB 165
7. **Verschreibung einer Ernährungsvorschrift, soweit erforderlich**

Anleitungen für den Patienten/ die Patientin, bei dem/der der Verdacht einer Lebensmittelunverträglichkeit besteht

Ziel dieser Diät ist es, alle Nahrungsmittel ausfindig zu machen, die bei Ihnen eine Unverträglichkeit auszulösen imstande sind. Die in Frage kommenden Produkte sind nachfolgend aufgelistet:
- Tee
- Kaffee
- Orangen und Zitrusfrüchte
- Eier
- Erbsen
- Schweinefleisch
- Rindfleisch
- Weizen (Brot, Teigwaren)
- Mais
- Speiseöle
- Milch und Milchprodukte (Butter, Joghurt, Sahne, Käse, ...)
- Wein
- Zucker
- Pilze

Fünf Tage lang werden Sie von den oben angeführten Lebensmitteln keinen Gebrauch machen, vielmehr wird Ihre tägliche Ernährung ausschließlich aus folgenden Gerichten bestehen:
- Lammfleisch, Hühnerfleisch, gedünstet
- Obst, ausgenommen Zitrusfrüchte
- Gemüse, ausgenommen Erbsen

Ab dem 6. Tag fügen Sie der Grunddiät eines der aufgelisteten Lebensmittel zu und können so seine Schädlichkeit abwägen.

Sollten Sie in der Viertelstunde, der halben Stunde oder der Stunde nach Einnahme des Lebensmittels entweder:
- eine allgemeine Müdigkeit,
- oder „Wattebeine",

133

- oder eine ungewöhnliche Müdigkeit verspüren,
- oder auch noch Rötungen im Gesicht oder auf dem Oberkörper feststellen,
- oder schließlich Herzrasen bekommen,

dann bedeutet dies, daß Sie das zuletzt eingenommene Nahrungsmittel nicht vertragen haben. Nun können Sie die bisher verträglichen Mittel zu der Grunddiät hinzufügen und weitertesten.

Jedes der nicht vertragenen Lebensmittel sollte mindestens drei Monate lang vom Speiseplan gestrichen und danach wieder getestet werden, um deren Schädlichkeit aufs neue zu überprüfen.

Es ist wichtig, nur ein einziges Lebensmittel pro Tag zu testen!

Anleitungen für Patienten,
die das Rauchen aufgeben wollen

Sehr geehrte(r) Patient(in),

Sie haben soeben das Rauchen aufgegeben; Ihr Arzt hat Ihnen einige „Dauernadeln" in Ihr Ohr gesetzt. Diese kleinen Nägelchen dürfen keine Schmerzen verursachen und fallen nach einigen wenigen Tagen von selbst ab. Diese haben eine beruhigende Wirkung auf das Nervensystem und sollten mehrmals täglich mit Hilfe der kleinen Magnete, die Ihnen übergeben wurden, stimuliert werden.

Es wird empfohlen, Ihren Arzt in etwa 14 Tagen wieder aufzusuchen und dann 6 Monate lang jeden Monat einmal, um etwaige Nachwirkungen der Nikotinentwöhnung zu vermeiden. Das können im einzelnen sein:

– Gewichtszunahme,
– Gedächtnisstörungen,
– Aggressivität,
– Depression.

Während der ersten Entzugsmonate wird Ihnen dringend nahegelegt, keinerlei Tee, Kaffee, Alkohol oder sonstige anregende Getränke zu sich zu nehmen.

Empfohlen wird weiter, eine leichte und ausgeglichene Diät auszuwählen, wobei Obst, Gemüse, Fisch und Vollkornbrot die Grundlage bilden sollten.

Tägliche Fußwanderungen von mindestens 45 Minuten sollten zusätzlich eine Rezidivgefahr bannen.

Literatur

ADDA M., NOUBLANCHE P. :
« Expérimentation du LASER doux en odonto-stomatologie »
Hôpital de Meaux.

AUZIECH O. :
« Histologie des points d'Acupuncture et d'Auriculothérapie ».
Editions Sauret.

CAMBIER M. :
« Abrégé de neurologie ».
Editions Masson 1972.

CHAVRIER C., MAGLOIRE H., RIBAUX C. :
« Utilisation du LASER à infrarouge en odontostomatologie ».
5ème Journées Lyonnaises d'Odontologie.
Résultats non publiés - *1983.*

CHAVRIER C. :
« L.A.S.E.R. à infra-rouge et cicatrisation conjonctive en chirurgie paro-
dontale ».
Journal de Parodontologie.
1986.

CHAVRIER C. :
« L.A.S.E.R. à infra-rouge et odontologie. Effets cliniques et biologiques ».
L.Q.Q.Q.11 p 255-258 - 1986.

COUBLE MC., CHAVRIER C., MAGLOIRE H. :
« Ultra-structural effects of infra-reds L.A.S.E.R. on gingival fibroblasts in
explant culture ».
Journal of dental research 64-4-60 A 1985.

GRANT E. :
« Amère Pilule ».
Editions O.E.I.L. 1986.

HARTMANN F. :
« Les Lasers ».
Presse Universitaire de France.
Paris 1981.

FLAMENT :
« Allergie au sucre ».
Journal Auriculomédecine Juillet 82.
Maisonneuve Editeur.

LAZORTHES G. :
« Le cerveau et l'esprit ».
Flammarion 1985.

MAILLET H. :
« Le Laser ».
Editions Lavoissier 1986.

MEYNADIER :
« Précis de Physiologie cutanée ».
Editions EPV 1980.

NOGIER P. :
« Fréquences ».
Journal Auriculomédecine N°6, page 37,
Janvier 1977.

NOGIER P. :
« De l'auriculothérapie à l'auriculomédecine ».
Maisonneuve Editeur.
Moulins les Metz, 1983.

NOGIER P. :
« Qu'est-ce-que l'auriculomédecine ? ».
Journal Auriculomédecine N°21, oct. 1980
Maisonneuve Editeur.

NOGIER P. :
« Influence des cicatrices et traitement par auriculothérapie ».
Journal Auriculomédecine, N°3, Avril 76.
Maisonneuve Editeur.

NOGIER P.:
« Un cas d'allergie extraordinaire ».
Journal Auriculomédecine, N°8, Juillet 78.
Maisonneuve Editeur.

NOGIER P., NOGIER R. :
« L'homme dans l'oreille ».
Maisonneuve Editeur.
Moulins les Metz, 1979.

NOGIER R. :
« Stimulations lumineuses chez le lapin, leur influence sur le taux d'amines vasopressives plasmatiques ».
Journal Auriculomédecine N°25, Oct.1981.

NOGIER P., NOGIER R., MENEZO Y., SANTINI R. :
« Influence of skin illumination on plasma biogenic amines in the rabbit ».
« Acupuncture and Electrotherapeutics Res. Int.J. ».
Vol 7, p. 247-253, 1982.

NOGIER R., NOGIER P., CLEMENTS G. :
« Recherche d'éventuelles modifications de la transmission d'influx somesthésiques sous l'effet d'une stimulation de la peau chez le lapin vigile ».
Journal Auriculomédecine N°34, P.11, Janv 1984.

SAMSON WRIGHT :
« Physiologie appliquée à la médecine ».
Editions Flammarion, 1980.

SANTINI :
« Incidences de l'application répétée d'un rayonnement LASER infra-rouge modulé sur le développement du mélanome B15 de la souris black C57/6J ».
INSA Villeurbanne, déc.1984.

SANTINI et coll :
« Influence of skin illumination on serum acetylcholinesterase of the rabbit ».
Acupuncture and Electrotherapeutics Res.Int. J.
Vol.10, p.177-181, 1985.

TINEL J.:
« Le système neurovégétatif ».
Masson, Paris 1937.

138

Sachverzeichnis